平凡社新書
370

大腸の健康法

病気にならない「リラックス腸」をつくる

松生恒夫
Matsuike Tsuneo

HEIBONSHA

大腸の健康法●目次

はじめに

私は、大腸内視鏡専門医として二万人以上もの患者さんの大腸をみてきました。一九六〇年代には、日本では大腸の病気が少なく、特に大腸癌の発症が低い国の一つでした。ところが私が大学を卒業した一九八〇年頃を境として、しだいに大腸の病気は増加し始めたのです。そして二〇〇三年には、なんと癌死の中で、女性の第一位が大腸癌になってしまいました。男性でも四位と、上位に入っています。さらに以前に比較して、排便障害、特に便秘の人が増加してきているようです。便秘といえども奥は深く、さまざまな病態があるのです。

大腸癌の病因は不明ですが、環境因子、特に食事因子の関与が大きくクローズアップされています。食事因子が関与して腸内環境が悪化するのではないかと、数年前からいわれていますが、何を注意すべきなのかという指標を探すのは、なかなか困難です。そして、さらに目立つのが便秘人口の増加です。一説によると全国で約八〇〇～一〇〇〇万人前後の便秘の人がいるといわれています。これもかなりの比重で食事因子などが大きく関与しています。

そこで本書では、大腸内視鏡検査を施行した患者さんから私が知り得た所見やデータを中心に、大腸の病気予防に対して、毎日の生活に役立つ内容について具体的な例をあげて述べていきたいと思います。大腸の健康は全身の健康にもつながってくるからです。

なお、この場をかりて本書の執筆に際して多大なる御助言をいただいた平凡社新書の飯野勝己編集長に感謝申し上げます。

第Ⅰ章　大腸は語る

私が大腸専門家になったわけ

まずは、私が長年観察してきた、大腸についてのさまざまな事実を語っていきたいと思います。

私が大学を卒業した一九八〇年頃は、現在ほど大腸の病気、つまり大腸癌や炎症性腸疾患（潰瘍性大腸炎やクローン病）などは多くはありませんでした。また大腸内視鏡検査も特殊な検査の一つでした。消化器内科の中でも、ほんのわずかな医師しか大腸内視鏡検査ができませんでした。大腸内視鏡も長さが一六〇cm前後もあるものを使用していました（現在では電子スコープとなり、長さも一三〇cm前後の機種が主流となっています）。卒業する前後には、漠然と心療内科へ進みたいと考えていたのですが、私の卒業した大学では心療内科が消滅してしまったので、研修医を二年間経た後に消化器内科へと進み、数年間は肝臓の研究をおこないました。

その後大学の関連病院へ派遣となり、胃内視鏡検査は積極的におこなっていたのですが、どうしても大腸内視鏡検査をする気にはなれませんでした。理由はたった一つ、「何となくキタナイ」。

しかし大腸内視鏡検査をおこなっていた先輩医師が辞めてしまうことになり、どうしてもやらざるをえない状況に陥ったのです。

そこで大学での同級生であり、また同じ消化器内科の医師として働いていた鈴木康元医学博士に手ほどきを受けることにしたのです。

実をいうと大腸内視鏡を自由にあやつって身長ほどの長さがある大腸の中にスコープを進めていくことは、やっかいきわまりないことなのです。なぜなら人それぞれ少しずつ大腸の走行が異なり、盲腸まで到達するまで少なくとも四ヶ所以上の屈曲部位を越えていかなければならないからです。ですから現在でも、患者さんに苦痛や負担がなく、安全にスムーズでスピーディにスコープを進めて盲腸まで到達させるのには、けっこうな技術を要するのです。胃内視鏡検査は比較的簡単にできるようになりますが、大腸内視鏡検査がスムーズにおこなえ、ポリペクトミー（内視鏡を用いて大腸ポリープ等を切除すること）を安全に施行できるようになるまでには、毎日検査をしても最低一年、普通は数年単位かかるものなのです。

それだけキャリアによって技術的差が出るのが、大腸内視鏡検査なのです。当時は現在のような指導システムなどなく、鈴木医師の検査を横で見て、見よう見まねで覚えたのでした。しかも何の指摘もなしにです。

運がよかったのは、鈴木医師がおこなってきた方法がアメリカで成功した新谷弘実医師の方法を受け継いだものだったことでした。この方法は私が学んだ八八年頃には日本でもまだあまり普及していない状況で、それこそ新谷医師が年に一〜二回アメリカから日本に帰ってきたときに、ライブ・デモをおこなって指導するという状況だったのです。この新谷医師が開発した苦痛のない大腸内視鏡挿入法があったからこそ、日本の大腸の病気の研究が最先端をいくことができたといっても過言ではありません。

大腸内視鏡検査を始めたときは、「何となくキタナイ」という意識が先行して、嫌でたまりませんでしたが、そのうちに大腸内部の不思議にひかれていきました。

当初は盲腸まで到達するのに二〇分以上もかかっていたのが、次第に短縮して五〜六分で到達できるようになり、現在では二〜三分で盲腸まで到達できます。

九〇年頃に肛門科病院として古くから全国に名前が知られている横浜の松島病院が大腸内視鏡検査を主体とする内視鏡検査センター（松島クリニック）を設立し、鈴木医師がそのセンターの医師として赴任しました。その後九四年になって鈴木医師等の誘いもあって、私も赴任することになったのです。

二万人以上の大腸を見続ける

いやいやながらもなってしまった大腸内視鏡専門医は、予想外におもしろいものでした。まずは、人によって少しずつ異なる腸の走行を考えて、いかに短時間に患者さんに苦痛なく直腸から盲腸までスコープを挿入するかという技術を磨くこと、さらには内視鏡でいかに大きくて取りにくいポリープをポリペクトミーできるようになるかということが課題でした。この二つはどんな大腸内視鏡医にとっても大きなハードルとなっているものです。松島クリニックでは、少ない内視鏡医で多数の患者さんの内視鏡診断をおこない、ポリペクトミーをしなければ仕事が終わりませんので、必然的にスコープの挿入時間は短縮され、なおかつ大きなポリープの切除も可能となっていきました。

当初はこの二つのことに熱中していたのですが、大腸の自覚症状（便秘、下痢、腹痛等）が心配でやってきたものの、大腸内視鏡検査で異常がなく、問題なしと言われた患者さんの中に、不満をもつ人が少なからず存在するのに気づきました。便秘や下痢などの排便機能障害が改善しない人たちです。

もともと私自身、内視鏡のような形態を観察する形態学よりも、機能的な目に見えないことを考えるほうが好きなこともあって、次第に大腸癌や大腸ポリープばかりではなく、排便障害などの機能性腸疾患への興味も強くなっていきました。

その結果、西洋医学的な薬物療法ばかりでなく、漢方療法、オリーブオイルや食物繊維、さらには「地中海型食生活」に注目した食事療法、心身の開放（リラックス）に有用な音楽療法などさまざまな治療法を加えて検討し、その有用性について学会へ報告してきたのが現在につながっているのです。

その間、一九八〇年代にはそれほど多くは存在しなかった大腸癌は増加の一途をたどり、二〇〇三年には女性の癌死の一位、男性では四位になりました。また難治性の炎症性腸疾患である潰瘍性大腸炎は七万人、クローン病は三万人まで増加しています。これらのデータは、早期に大腸の病気を発見し適切な治療が必要であることの裏づけとなっています。その意味から今後ますます大腸内視鏡検査の必要性が増すことは間違いなさそうです。

さらに今後は三次元のCT等を用いた大腸検査や、カプセル内視鏡などの新しい医療機器も開発され、実用化されていくことになるでしょう。しかし、それでも病気の数がなかなか減少しないのであれば、食生活を含めたライフスタイルの改善が大きく望まれるところでもあります。

内視鏡検査の方法

大腸内視鏡検査は施設ごとに少しずつスタイルが異なりますが、基本的には一人の術者でおこなうのが一般的です。大腸の中には便が貯留していますので、検査当日に腸管洗浄液を一・五〜二ℓ程度飲んで排便を促すことになります。しかしこれだけではなかなか腸の中がきれいにならないので、微温湯（約四〇℃前後）を肛門から注入し、腸の中を何回か洗腸しますと、よりきれいな状況で腸の中を観察できます。

特に便秘のひどい人では、腸管洗浄液を飲んだだけではなかなか腸の中がきれいにならないことが多いのです。そこから、腸の中を完全にきれいにすることは便秘の治療の第一歩となることもわかってきました。というのも、軽度の便秘の人は、内視鏡検査前に微温湯洗腸を併用することで、七〜一〇日間くらいはお腹の調子がよくなることに気づいたからです。

このことは一五年以上も前からわかっていました。しかしこの事実を便秘の治療の第一歩にしようなどとは考えませんでした。ところが七〜八年前にテレビのニュースで見た、ニューヨークで流行しているという腸内洗浄の報道が一つのヒントとなり、後にくわしく説明する「腸内リセット法」の基本的考えになったのです。

話を内視鏡検査に戻しましょう。腸の中がきれいになったあとには、いよいよ内視鏡を大腸内に挿入します。この場合何の前投薬（鎮痛剤など）も使わずに内視鏡のスコープを奥へ入れると、腹部膨満感や腹痛など、程度の差はあるにせよ、苦痛をともなうことになります。というのは、大腸にはおおまかにいって直腸〜S状結腸移行部、S状結腸、脾彎曲部、肝彎曲部と四ヶ所も屈曲しているところがあるので、これらの部位を通過する時に、腸が伸展して苦痛を感じるのです（腸の粘膜自体には知覚神経がないので痛みはありませんが、腸がのびると粘膜の下の神経が反応するのです）。

そこで私は、新谷博士が開発した、塩酸ペチジン（商品名オピスタン）と鎮静剤ジアゼパム（同ホリゾン）の注射薬を使用する方法でおこなっています。これらの注射で被験者は一時的に傾眠状態となり、疼痛をほぼ感じなくなるからです。

私が過去に在職していた松島クリニックでは過去一五年以上にわたって二〇万件近い大腸内視鏡検査をおこなってきましたが、大きな問題もなく苦痛の緩和につながり、患者さんから大きな評価を得ていました。

大腸内視鏡検査の技術は、一万件以上おこなうと歴然と差がつくものです。これは検査

［表1］「便秘」の有訴者数（1000人当たりの人数）

	全年齢	0〜4歳	5〜14	15〜24	25〜34	35〜44	45〜54	55〜64	65〜74	75〜84	85歳以上
女性	46.7	5.3	6.2	37.1	37.4	30.3	44.1	62.5	81.5	104.1	123.7
男性	18.6	3.8	2.7	4.5	7.3	7.5	11.4	27.3	53.2	101.0	124.0

（厚生省「平成10年 国民生活基礎調査」）

時間をいかに短縮して患者さんに苦痛なく、しかも正確に診断できるかということにつながってくるのです。

ただし専門医と称していても、実体は不明な点もあります。大腸内視鏡検査を受けるときは、インターネットや患者さん同士の情報で、内視鏡医を選択していくとよいと思います（ちなみに、大腸内視鏡検査についてもっとくわしく知りたいかたは、拙著『大腸がん　内視鏡検査がよくわかる本』〔リヨン社〕をお読みになってください）。

患者さんの多様な悩み

胃腸科の看板を掲げていますと、それこそさまざまな患者さんが来院します。特に多いのが女性の便秘の訴えです。平成一〇年の国民生活基礎調査によれば、二〇代以降の女性を中心に、男女あわせて五〇〇万人前後の便秘の人を認めています（表1）。これはあくまで調査にあらわれた数字にすぎないので、実体はもっと多くの人が便秘を認めると推定されます。

さらには、便秘ではなくともお腹がはってしまうとか、便の性状が硬くなってしまう、逆に軟便で排便回数が多い、さらには頻回な下痢など、症状としては本当にバラエティーに富んでいます。

また、患者さんがいちばん深刻な顔をして来院するのが血便です。検便で便潜血反応が陽性になったということから、トマトケチャップ様の便、さらには新鮮血が多量に出るなど、これまた程度によってさまざまです。

これらの症状を問診で聞き出すことで、ある程度の病気は推測が可能ですが、やはりもっとも確実なのは、大腸内視鏡検査で病変の有無を確認することです。推測で判断して病名をいくつかあげることは簡単ですが、確定診断を下すとなると意外に難しいものなのです。

大腸のさまざまな個性

大腸内視鏡検査をおこなっているとよくわかるのですが、同じように腸管が走行している人は二人といません。

私のおこなっている方法では、事前に大腸レントゲン写真をとったり、検査中にX線を放射して大腸内視鏡のスコープの先端がどこにあるかを確認したりといったことはいっさいしません。一般的な大腸の走行と、二万件以上の検査をおこなってきた経験から、瞬時に位置を頭の中でシミュレーションし、スコープの先端への手先の力のかかり具合によって、映像にうつる大腸内の位置を推測しているのです。これでほぼ九〇%以上の確率でスコープの先端の位置が正確にわかるのです。検査中に患者さんのお腹を軽く押すことで、スコープの先端の位置がおおよそ確認できるからです。

一般的には男性のほうが検査時にスコープを挿入するのが簡単であり、女性のほうが骨盤内に腸管が下垂していたり、やせていてS状結腸の屈曲が強かったりするので、スコープの挿入が難しい人が少なくありません。

これはあくまで私個人の意見ですが、年齢が比較的高く、肉食よりも菜食を多くとるような人は、何となく腸管の長さが長いような気がします。しかし、実際腸管の長さを測ったわけではありませんから、あくまで推測です。

以前より日本人は欧米人と比較してS状結腸が長いといわれていましたが、欧米人の検査を数えるほどしか経験していない私にとっては、明確なことは不明です。とにかくこれだけはいえるのは、まったく同じ走行をしている大腸は存在しないことです。

受診のしかた

ところで、患者さんはどのような動機で大腸検査を受けるのでしょうか。人間ドックはあくまで検診なので、ここでは健康保険の対象となるものについて考えてみます。比較的多いのが、便秘、下腹部痛、下痢、下血などです。これらは自覚症状として大腸の病気が疑われますので、大腸内視鏡検査の対象となってきます。

さらに健康診断や人間ドックで便潜血反応が陽性となって要精査という判定を受けた人々です。陽性というだけで自覚症状はまったくないのですが、中にはかくれた大腸癌も存在するので要注意です。その他、血液検査で貧血を認め、胃・十二指腸などの内視鏡検査で異常所見を認めなかった人も対象になるでしょう。

さらに、親族に大腸癌がいらっしゃる方も時々来院します。大腸癌は、遺伝する家系性の多発性ポリポーシスなどはまれに存在しますが、大多数は遺伝の関与は認めていないようです。ただし素質は似る可能性があるため、心配であれば検査を受けておくとよいと思います。

このように受診の動機はバラエティーに富んでおり、心配であれば専門医に相談するのがよいでしょう。

医師とのコミュニケーション

では、次にどのように相談すべきかということを述べてみたいと思います。

かかりつけの一般内科を受診したとします。消化器が専門でない医師であれば、お腹を触診し、大きな病変がなく単純な便秘と診断すれば、下剤（多くはセンナ、大黄などの刺激性下剤）が出されて、「様子を見てください」と言われると思います。そして下剤で症状が軽減し、再診となった時、おそらくは下剤を再度処方されて、患者さんがもういらないと言うまで下剤を投与し続けることになるでしょう。

総合病院などの内科を受診した場合、心配であれば腸のレントゲン検査（注腸造影検査）等をおこない、異常所見がなければ、同じように下剤を投与し続けることになるでしょう。病院では外来患者数も多いので、再診時は一言二言話をしただけで薬を投与され続けることになるのが多いようです。

このような話は、便秘の症状が改善せず困って私の外来に来院する患者さんの多くからよく聞きます。患者さんたちは単に下剤を出されっぱなしで、あまり話も聞いてもらえず、多くの不満を抱えているのです。

では、どうすべきなのでしょうか。これは時間的に割合とゆとりのある私の「便秘外来」でおこなっているからできることかもしれませんが、まずはこと細かに患者さんから話を聞き出し、症状の辛さを理解し、多くの患者さんが同じような悩みを抱えていることをお話しすると、みなさん「ホッとした」といった言葉を述べられるのです。

便秘は若い女性に比較的多く、さらには男女の高齢者にも多く認められます。いくら昔よりオープンな感覚になったとはいえ、若い女性にとっては便秘の話はしづらく、誰にも話せずに数年から一〇年以上も症状に悩まされてきたという方も少なくありません。一般的な便秘の本に書いてあることはひととおりおこなったのにまったく改善しない、私の体にはどこか障害があるのだろうかと本当に悩むのです。

そこでまず私は話の聞き手にまわり、その後、自覚症状の起始経過や程度の話から始まって、治療の経験の有無、食生活の内容、ライフスタイルの内容までふみこんで、事細かにゆっくりと聞いていきます。一対一で話を聞くと、本人があまり言いたくないことまで聞き出すことが可能になってきます。

文章で書くと簡単なようにみえますが、実はそう単純ではなく、ここまでで二〇分くらいはあっという間に経過してしまうのです。ですから予約外来でないと無理だと思います。

さらに、これは私の立場からですが、もっとも難しいのが、患者さんの言いたいことをうまくまとめて、なるべくだまって聞き出すことです。これは時間がないとついおろそかになってしまうことであり、注意すべきことなのですが、なかなかうまくいかないことがあります。

以上、私が大腸の病気に関与し始めてから、現在までに体験してきたことを述べてきましたが、これからも新たな発見が待っているような気がします。

第Ⅱ章

砂漠化する現代人の大腸

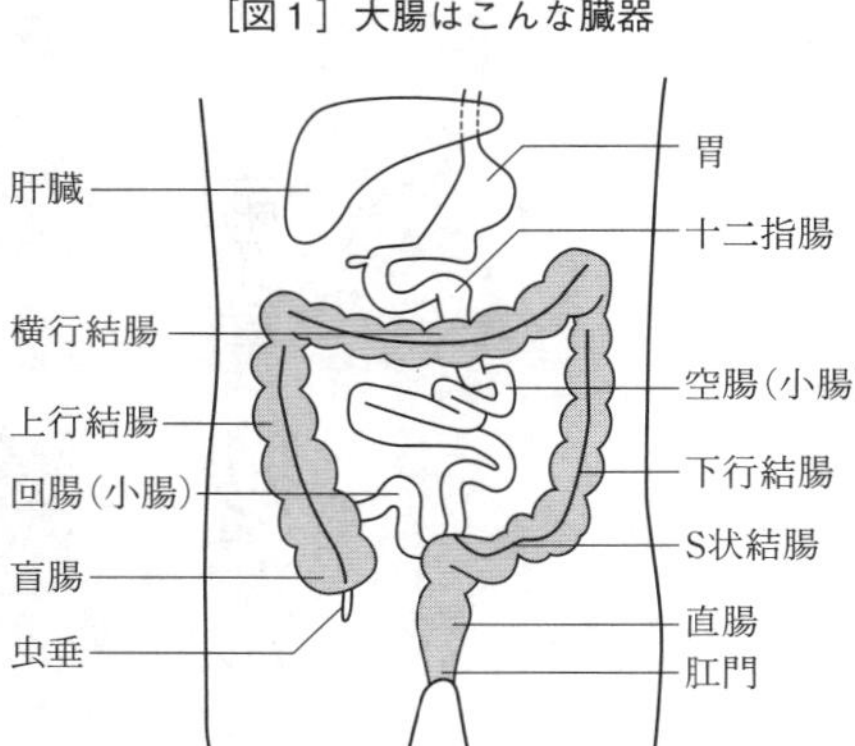

［図1］大腸はこんな臓器

大腸とは

一言で大腸といってもなかなかイメージが浮かばないものです。そこで、大腸についておおまかに説明しておきたいと思います（図1）。

大腸は消化管における終末の臓器です。消化管とは、頭頸部から胸部、骨盤を経由する長い管で、口に始まり肛門で終わります。順に口、食道、胃、小腸（十二指腸、空腸、回腸）、大腸（盲腸、虫垂、上行結腸、横行結腸、下行結腸、S状結腸、直腸）に区分されています。

大腸の長さは、身長の高さと同程度といわれていますが、個人差があります。その内面は粘膜で覆われており、粘膜の外側は平滑筋という筋で包まれています。また大腸は消化管特有の神経（神経叢）や自律神経の支配を受け、収縮運動（蠕動運動）をおこなっています。さらに緩やかでありますが強力な、大腸全体にいきわたる総蠕動が一日三～四回おこります。これは食事中あるいは食後に食物が胃を満たすことを引きがねにおこるのです。この総蠕動が排便につながる運動なのです。

消化管全体の役割を見てみますと、①分泌、②消化、③吸収、④運動、⑤免疫に大別されます。消化管の内部は外部環境の延長であるため、いつも外来異物（消化できないもの、毒、細菌など）の侵入の危険にさらされていることとなります。それなので消化管粘膜は、消化・吸収の機能をもつと同時に、粘膜免疫防御機能をあわせもたなければならないのです。これは主に小腸の働きです。

ではその中で大腸の主な働きは何かというと、小腸から大腸に送られた粥状の腸管内容物（いわゆる食物残渣）を、結腸において水分を吸収し、固形の糞便に形を変えていくことにあるのです。水の再吸収は小腸で主におこなわれますが、結腸でも一部おこなわれています。そして直腸は便を排出する最終ポイントです。

以上のように大腸は糞便を送り出すことが主要な働きなのです。

大腸はセカンド・ブレイン

セカンド・ブレイン（第二の脳）という言葉をご存知でしょうか。これはアメリカのコロンビア大学医学部の解剖・細胞生物学教授であるマイケル・D・ガーション博士によって命名されました。彼は、腸には「自分勝手に機能できる」神経細胞、つまり、脳や脊髄からの指令を受けずに臓器を動かすことができる神経細胞が存在することを証明したのです。その発見がきっかけとなって、第二の脳の存在が認識されるようになったと述べています。

もっと具体的にいうとどういうことなのでしょうか。それは小腸、大腸とあわせた腸には、脳と同様に神経系、内分泌系などが存在し、脳の神経細胞数一〇〇億個に比べれば少ないかもしれませんが、一億の神経細胞が存在するといわれているのです。これは他のどの臓器の神経細胞数よりも多く、脳についで二番目に多いのです。それゆえに腸は「第二の脳」といわれるのです。そしてこの腸と脳とを連結するのが、約二〇〇〇本の神経線維なのです。

したがって、脳の指令が腸にいくこともあれば、逆に腸で感じたことが脳に伝達されることもある二方向性の性質と、腸のみが単独に行動する性質の両者を腸はもっているのです。例をあげてみましょう。海外旅行に行くと誰もが経験しがちですが、緊張状態がストレスとなり、脳に伝わり、脳から自律神経の特に交感神経優位に働きかけることで腸管運動が低下し、それで一過性の便秘になりやすくなるのです。一度は誰もが経験していることだと思います。

では腸から脳への働きかけとはいったいどんなものでしょうか。これは、私が外来にいらした患者さんから聞いたことですが、慢性の便秘症の人は、朝、排便がないと一日何となくうつうつしてすごすのだそうです。しかし、朝排便があった日には、腹部の不快感が消失し、一日爽快にすごせるのだそうです。これは当たり前のように思えますが、よく考えてみますと腸がすっきりしたことを脳が感じていると考えるとわかりやすいと思います。

では腸が自分で勝手に判断しておこなっていることは何なのでしょうか。それは、食事をとると胃・小腸・大腸の蠕動運動が自動的に開始されたり、夜間眠っている間に食べたものを消化・吸収し、そして残渣を腸が自動的に肛門側へ、ゆっくりではありますが送り出していることなどです。夜の腸運動には、眠っている間に分泌されやすいモチリンというホルモンの分泌が関与していることがわかっています。このモチリンは、夜間などの空腹時に周期的に放出され、消化管にきわめて強い空腹期収縮（interdigestive migrating contraction：ＩＭＣ）を引き起こすといわれています。また同時に、消化酵素や消化管ホルモンの分泌も刺激し、消化管内をきれいに掃除し、次の食事への準備をするのだそうです。なかなかおもしろいホルモンです。

ちょっと話が脱線してしまいましたが、以上のように考えると腸と脳の関係、および腸の独自性がわかりやすくなるのではないかと思います。このような腸と脳の関係を「腸―脳相関」と呼び、最近さかんに研究されていますが、完全には解明されてはいません。

私がこの腸の独自性について意識したのは、現在では販売が中止となってしまいましたが、シサプリド（商品名アセナリン）という薬を使用してからでした。ためしにこのシサプリドを自分で服用してみたところ、胃や腸の動きが活発になることがわかりました。シサプリドを服用するとしばらくたつとお腹がすき始めますし、小腸がゴロゴロ鳴る腹鳴が始まったり、排便が促進されることを自ら経験したのです。このように消化管運動は亢進しますが、眠くなったり、頭痛などの脳への作用はまったく認めませんでした。腸にのみ作用し、脳へは作用していないということを自ら体験したのです。

このシサプリドという薬の作用には、セロトニンという神経伝達物質（いわゆるホルモンの一種）が大きく関与していました。しかし私はこのシサプリド発売当初は、ガーション教授の存在すら知らず、シサプリドの作用は頭の中で何となくわかっていたのですが、「腸は第二の脳」というコンセプトまではとても考えが及んでいませんでした。

その後ガーション教授の論文を読むようになり、強く腸の存在を意識するようになったのです。ただしここでいう腸は小腸と大腸をあわせたものであり、大腸のみを考えると神経細胞数は一億個以下となってしまうでしょうが、それでも大腸だけでも第二の脳といって過言ではないでしょう。

［図2］腸壁の組織構築

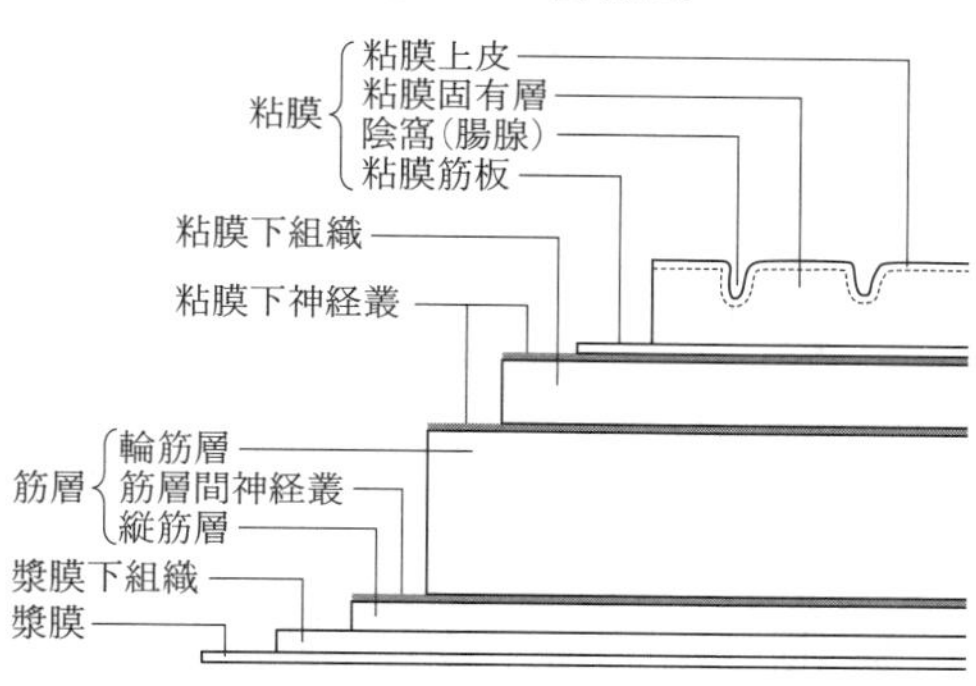

注）腸（小腸と大腸）壁の中で、主に大腸を示す。

セカンド・ブレインをもっと理解する

ではセカンド・ブレインを理解するためにここで簡単に腸の解剖的な構造を示しておきます（図2）。腸管の最外層は、漿膜で覆われています。漿膜の下に筋層があります。この筋層は外側の縦筋層と内側の輪筋層の二層で構成され、この二つの筋層の間に筋層間神経叢（アウエルバッハ神経叢）があるのです。

ニューロンの終末は主に筋層に分布し、腸管の蠕動運動を調節するといわれています。筋層の下の粘膜下組織には粘膜下神経叢（マイスナー神経叢）が存在して筋層間神経叢と複雑に連絡し、粘膜筋板の運動や腺分泌に関与しているといわれています。

さらに腸管は腸管自身の壁在神経、つまり筋層間神経叢および粘膜下神経叢と相互に連絡しており、介在ニューロンも含めて腸管神経系（これがいわゆる第二の脳）を構成しています。

そしてこの腸管神経系の伝達物質がセロトニンなのです。一時期脳内セロトニンの働きが脚光をあびましたが、そのセロトニンと同じ物質が腸管の運動にも大きく関与しているのです。

セロトニンという名は最近ではよく見聴きするようになりました。脳内で一％前後、腸で九五％、残りは腎臓や血小板等で産生されている神経伝達物質の一種です。このセロトニンは、食物の中に含まれるトリプトファンを材料として作られます。トリプトファンからセロトニンを合成することができる神経のことをセロトニン神経とよび、合成するだけでなく、神経の伝達物質として、セロトニンを利用しています。脳の中のセロトニン神経は少数なのですが、睡眠覚醒サイクルに関与しています。

では腸でのセロトニンの作用はどういうものかというと、消化管運動の主な経路は興奮性のコリン作動性神経を介したものが主体を占め、セロトニンによる直接作用はそれほど重要ではないのです。しかしセロトニンは消化管運動の亢進とともに抑制にも関与しています。たとえば、腸管に食べたものが入ってくると、腸管を構成する筋を走る神経が内容物の通過を感知し、神経伝達物質であるセロトニンを使って腸管全体に運動の命令を出します。腸管口に近い側の筋には収縮、肛門側には弛緩の命令が伝わります。この連動がいわゆる蠕動運動なのです。

ここで興味深いのは、腸のセロトニンは、脳の血液脳関門を通過することができないので、脳内に移行できないことです。つまり腸セロトニンが増加したからといって脳セロトニンは増加しないのです。

このように、腸管神経系について少しずついろいろなことが解明されてきたのです。私自身もある調査で腸の運動に関する実験をおこないました。それは、腸の運動と冷水の関係を検証することでした。つまり、朝、冷たい水をコップ一杯飲むと、便秘の予防につながるということの証明でした。以前より経験的に知っていたことなのですが、大腸内視鏡検査時に盲腸から上行結腸を観察するさい、内視鏡の先端から二〇〜三〇ccの水を送水して腸管にかけると、その瞬間に腸管の蠕動運動がおこり、腸管の収縮・拡張が認められる

［図3］大腸内視鏡

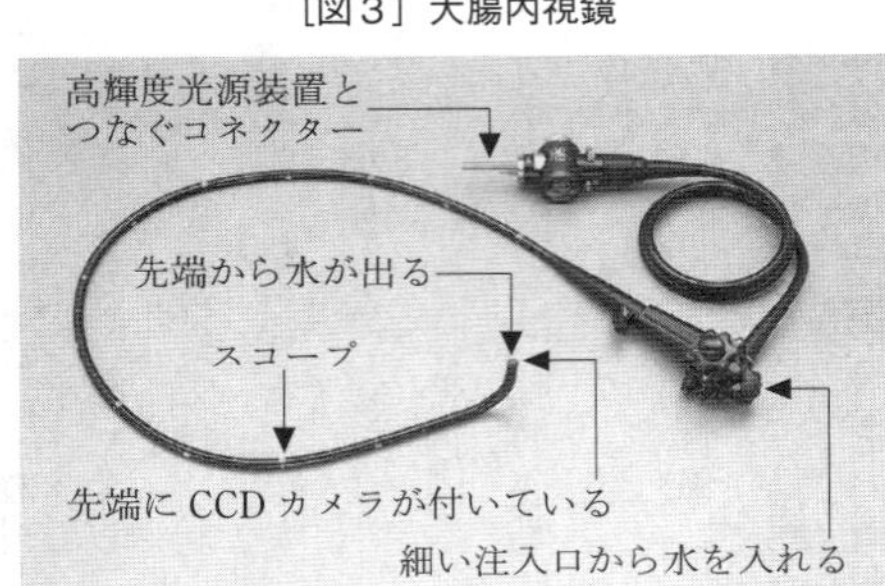

症例が存在するということでした。そこで検査時に、被験者の人に同意を得て、四℃の冷水（氷を浮かべた水）を内視鏡検査時に腸管にかけてみることにしました。冷水を上行結腸に二〇〜三〇ccかけたところ、一〇人中三人で急速に強い蠕動がおこったのです。残り七人は、蠕動運動は認められませんでしたが、そのうち三人の腸には、明らかに大腸メラノーシス（のちに詳細に述べますが、大黄、センナ、アロエなどを長期に連用すると出現し、大腸黒皮症ともいいます）が存在していました。この結果として、腸には何らかのセンサーがあり、冷水から刺激を受けると、蠕動運動をおこす性質があることがわかりました。大腸メラノーシスが存在する人については、それによって神経機能が低下し、冷水に対する腸のセンサーが機能しなかったのだと推定されます。

以上まとめますと、蠕動運動を認めた三例は、腸の動きがまったく止まった状態から、冷水によって急速な蠕動が起きたのですから、何らかのセンサーがあるに違いないのです。

ところで、腸管の内側には、痛みを感じる神経は走っていません。したがって、腸に冷水をかけて蠕動運動がおこったのは、腸が感じた信号が「第一の脳」(中枢)へと伝達されたからではないのです。冷水によって蠕動運動がおこるのは、「第一の脳」ではなく、「第二の脳」の指令であり、胃・結腸反射も存在しますが、それ以外にも「第二の脳」が関与するセンサーの存在が考えられるのです。

以上いろいろと述べてきましたが、このように自分の体内には誰もがセカンド・ブレインをもっているのですが、ある意味で勝手に動いてくれるため、われわれの意識の中には認知されていない部分もあるのです。つまり、脳はセカンド・ブレインの働きを完全に理解してはいないともいえるでしょう。これはとても興味深いことです。

「大腸の砂漠化」とは

では次に「大腸の砂漠化」について述べていきます。

とはいっても、これは私が考えた言葉で、一般的なものではありません。以前私が書いた原稿の中で考えた表現です。本来大腸の中は泥状の食物残渣(S状結腸で初めて固形便になるので、それ以前は泥状なのです)で多く占められていますが、水分摂取量が少なかったり、発汗量が多かったり、食物繊維摂取量が少なくなったりすると、残渣の量が少なくなってきます。その結果、大腸内の水分量が減るため、本来あるべき水溶性であった泥状の残渣が固形化しやすく、水分不足のためS状結腸へ移行する以前より固形化してしまって、排出しにくくなるのです。

このように残渣が腸内に停滞しやすくなった状態を「腸の砂漠化」と命名してみたのでした。つまり砂漠化の原因としては、とるべき食物や水の減少（食事量の低下などで）が大きく関与しているのです。何となくイメージされるのは、干からびた食物残渣が腸内に貯留したようなイメージです。

このような状態はどうしておこるのでしょうか。最近見かける例としては、太るとか、顔や手足がむくむなどといった思い込みで水分をあまり摂取しない若い女性や、朝食抜きで昼・夕食のみ、あるいは一日一回しか食事をとらないなどという生活習慣の人に認めやすいのです。最近の国民栄養調査で、一回食の人は二〇歳代の男性二六・五%、女性二〇・六%に認められました。

食事をあまりとらなければ、本来摂取した水分の九〇%は小腸で再吸収されてしまうので、大腸まで到達する水分の量がますます減少します。さらに食事摂取量の減少で、食物繊維摂取量が減少することはあきらかです。つまり水分の少ない、干からびたような薄っぺらい食物残渣が一つに固まらずに腸内にびまん性に貯留するような状態です。こうなると、まさに「腸の砂漠化」のイメージが浮かんでくるでしょう。

こういう状況が続くと腸の蠕動運動を亢進させる素材（水分、食物残渣など）が減少するわけですから、腸の蠕動運動が低下したいわゆる「停滞腸」の状況をひきおこしやすくなります。

「停滞腸」という言葉も私が命名したもので、腸の運動が低下したり、停止してしまったような状態をさしたものです。停滞腸になると腹部にガスがたまりやすくなって、腹部膨満感や排便障害、便秘などがおこりやすくなってきます。つまりセカンド・ブレイン（腸神経系）の機能が低下してしまっている状態なのです。

砂漠化によって引き起こされる病気

「腸の砂漠化」などという、ちょっと笑える言葉について述べましたが、これが重くなって慢性化してくると事態は深刻になってきます。まずは、女性によく認められる腹部膨満感や便秘、さらには下腹部がポッコリと出てくるようなことです。

腸の蠕動運動が低下している「停滞腸」では、腸内の老廃物であるインドール、スカトール、アンモニアなどの排出が滞るため、結果として皮膚が荒れたりします。

また大腸内、特に横行結腸にガス等が多く貯留すると胃を圧迫して、胃炎や逆流性食道炎等をおこす原因となってきます。この状況が続くことは、腹部の不快感を強く引き起こし、セカンド・ブレインとしての腸神経から、この不快感が脳神経に伝わり、一日うつうつとした気持ちを引き起こしてしまうことになるのです。

「腸の砂漠化」が長期にわたって続くと、さらに深刻なことに結びつきかねません。老廃物を貯留しやすい状況を長くつくりだしてしまうことで、大腸癌を引き起こしやすくなるのではないかと考えられるのです。大腸癌の原因はいまだ不明ですが、環境因子と素質因子が関与しているといわれており、中でも環境因子として食事性因子が大きく関わっているといわれています。大腸癌の発生は、図4に示すように、誘発（イニシエーション）、促進（プロモーション）、発育（プログレッション）の三段階にわかれていると考えられています。誘発因子はまったくわかっていませんが、促進因子の一部はしだいにわかってきています。動物実験等で判明しているのが、二次胆汁酸（脂肪の消化吸収のために肝臓から分泌される胆汁のある成分が腸内で二次胆汁となり、その中のある成分に発癌作用の可能性がある

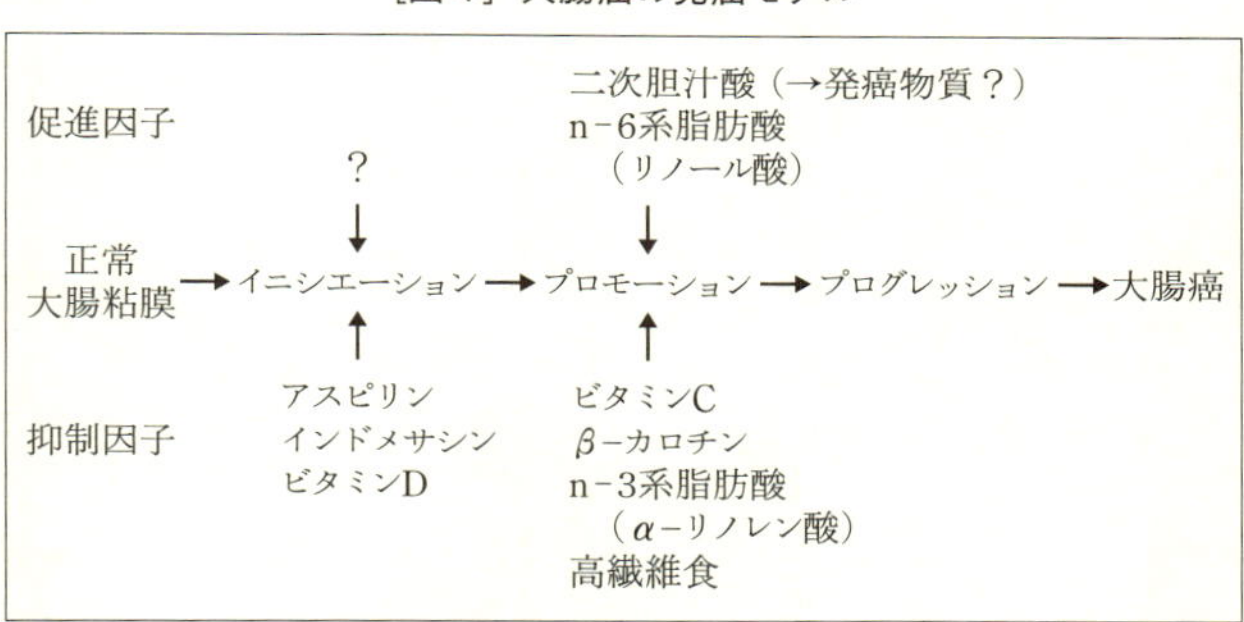

［図4］大腸癌の発癌モデル

といわれています。ちなみに、動物性の脂肪をとりすぎると胆汁の量が増加することがわかっています）や多価不飽和脂肪酸の一つであるリノール酸（サラダオイルなどに多く含まれている）などです。

腸の砂漠化とこれらの因子はどのように関わっているのでしょうか。それは砂漠化が強くなると、腸管の蠕動運動が低下し、老廃物が貯留しやすくなる、つまりは二次胆汁酸等が腸内に貯留しやすくなると考えられるのです。

つまり、もしかりに大腸癌が誘発されると、老廃物の貯留が大腸癌の発育の促進を加速化させる可能性があるのです。ですから大腸癌が増加している現代人にとって、腸の砂漠化は何としても避けたほうがよいことなのです。

その他では、砂漠化によって腸管内のガスが貯留しやすくなり、腸管内の内圧が上昇することでおこりやすくなる大腸憩室症も考慮に入れておかなくてはなりません。

「腸の砂漠化」などというちょっとふざけた概念を提案してしまいましたが、何となく現代人におこっている腸の問題点がわかっていただけたのではないでしょうか。

第Ⅲ章　日本人の大腸の歴史

昔の大腸と今の大腸

　では次に、日本人の大腸と、関連のある食材等について述べていきたいと思います。というのは、日本人の腸は過去、ある意味で良好でした。その良好さを保てた因子の一つに食材等があげられるからです。

　食事のことを述べる前に、日本人の腸の状態について述べておきます。昔の日本人の大腸がどうであったかを詳細に述べたものはあまり見かけません。ただ、以前から指摘されているのは、日本人は肉食が少なく穀物を多く摂取する（つまり食物繊維を多く摂取する）民族であるため、欧米人に比較して大腸が長く、特にS状結腸が長いということです。これは私の経験によることですが、二万件以上もの大腸内視鏡検査をおこなってきた中で、大腸全体の長さやS状結腸の長さが長い人の率が高齢者に高いような印象をもっています。ただし正確な統計をとったわけではありませんので明確ではありません。

　そこで文献的に調べてみたところ、一九九四年に腸のレントゲン検査で腸の長さを測ったデータを見つけましたのでご紹介します。同年に山崎震一らが発表した「日本人大腸の長さと内径に関するX線学的検討」という論文（『日本大腸肛門病会誌』47巻1号）で、男性一二〇例、女性一一二例の大腸の長さを測定しているものです。大腸にバリウムを注入してうつしだされた注腸レントゲン検査での値なのですが、全大腸の長さは男性一七〇・七四㎝、女性一七九・三九㎝と、女性の方がやや長いということでした。これは横行結腸が女性の方が長いことに起因しているそうです。

ちなみに、大腸が長い「結腸過長」とされるのは、大腸の長さが約二m以上の場合です。大腸内視鏡検査ではジャバラ様に腸を折りたたんで大腸内視鏡を押入していくので、正確な大腸の長さは測定できませんが、私の経験では腸が長くて盲腸まで内視鏡の先端が到達できなかった人はごく少数で、この結腸過長は少ないと考えられます。日本人の大腸の長さは身長と同じくらいだと以前から言われていましたが、これはおおよそ正しいといえそうです。

昔の食生活の知恵

では、次に日本人の大腸に関連のある食事について考えてみます。日本人の食生活がものすごく変化しはじめたのは一九四五年の敗戦が境目でしょうか。戦後の一時的な栄養不足の状態の後、昭和三〇年代以降しだいに肉類や乳製品の摂取の増加が認められるように

［図５］各国の結腸癌による死亡率と脂肪摂取量

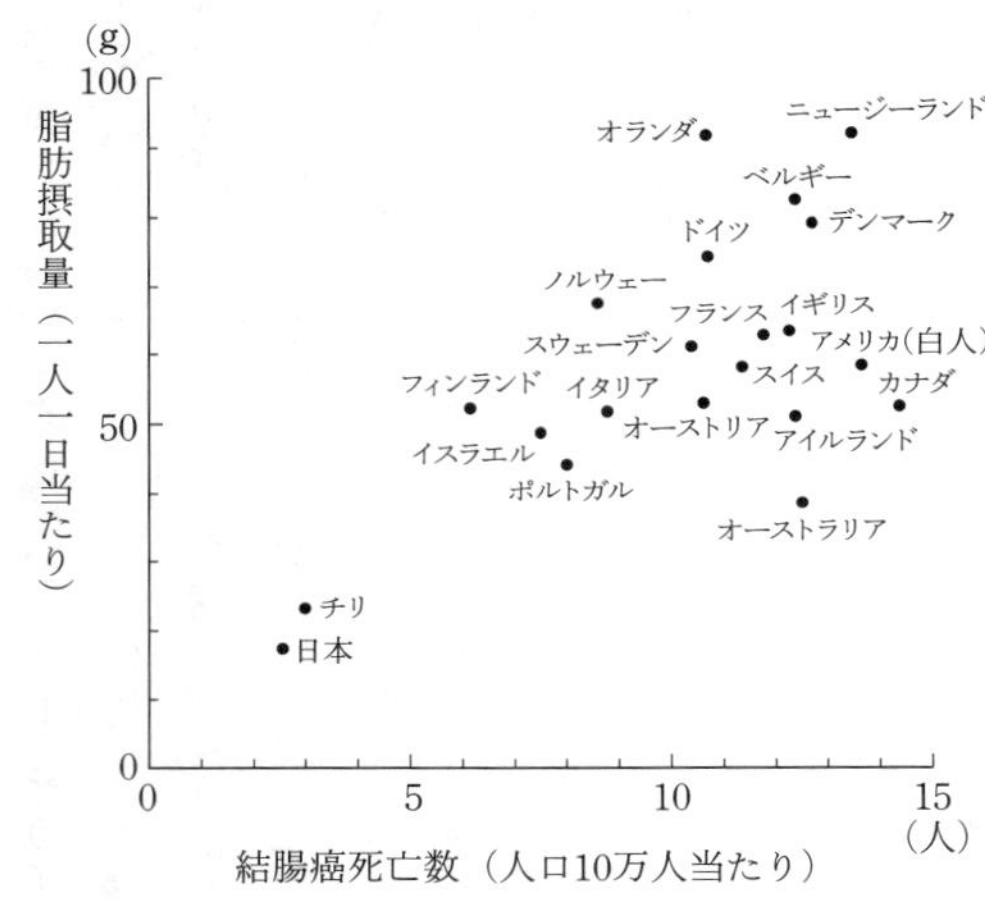

Wynder, E.L.（1975年 *Cancer Research* 誌より）

なってきました。今と違って昭和三〇年代は米の摂取量や果実等の摂取量も多く、辻等のデータでは一日の食物繊維摂取量が二六～二七gにも及んでいたようです。これは腸内環境という意味ではよい環境であり、当時のワインダー等の七ヶ国研究のデータで、日本は大腸癌が非常に少ない国の一つでした（図5）。

この一九六〇年代に注目された食生活の一つに、今、再度脚光をあびているマクロビオティクスがあげられると思います。その基本となったのが玄米中心の食養生法で石塚左玄（一八五一～一九〇九）が提案しました。その後この考えをもとに桜沢如一（一八九三～一九六六）がマクロビオティクスとして欧米でこの考え方を啓蒙したのでした。

その後、アメリカで久司道夫（一九二六〜）が普及活動をおこない、現在は逆にアメリカからこのマクロビオティクスが日本の若い女性に逆輸入され、徐々に浸透しつつあるという状況です。

食物繊維不足が目立つ現代の日本人にとって、玄米や穀物を中心とする食生活は非常に歓迎すべき方法といえそうです。

このマクロビオティクスの主張は、よくよく読んでいくと天然の自然食品をとるようにと説いています。つまり加工品やコンビニ等の食品はとんでもないということになります。マクロビオティクスで摂取する食材の構成をみてみますと六〇％以上が穀物と、ちょっと極端な値となっています。そして動物性食材を極端に抑えるのです。大腸疾患専門医の立場から見ると食物繊維を積極的に摂取し、動物性食材や乳製品をおさえることは、大腸癌の発生を予防するという意味ではよいかもしれません。

ただし下剤を常用しているような慢性便秘症の方がこのマクロビオティクスの食事法をおこなうと、腹部膨満感や排便障害等の症状が増強する可能性があります。というのは、このマクロビオティクスの食材では不溶性食物繊維（水に溶けない食物繊維、つまりセルロースなど）が多いという印象をぬぐえないのです。不溶性食物繊維をとりすぎると、便の性状が硬便となる可能性があります。したがって相当量の水分（ただし一〇〇〇ccの水分をとっても九〇〇cc以上は小腸で再吸収されてしまうので、大腸に移行するのは一〇〇cc以下となる可能性あり）を摂取しなければ便秘は悪化するかもしれないのです。

私は以前より不溶性食物繊維と水溶性食物繊維（水に溶ける食物繊維、リンゴ等に含まれるペクチンの一部など）の比率は二：一がよいと指摘してきました。以前私がおこなった水溶性食物繊維の一種であるポリデキストロースを用いた調査では、一日一四〜一五gの食物繊維を摂取しているとする便秘の患者さんに、七gのポリデキストロースを摂取していただくと、硬便が改善する症例が多く認められたのです。したがって極端なマクロビオティクスの思想というよりも、もっと軽く玄米食を日常生活の中に取り入れ、根野菜や穀物を適度のバランスでとっていくことが、現在の日本人の腸に適しているかもしれません。水溶性食物繊維の種類は比較的少ないのですが、寒天やリンゴのペクチン等を積極的にとっていけば、二：一の目標はある程度達成できるのではないかと考えられます。

その他、腸内環境に良いものとして昔からあげられているものに納豆などの発酵食品があげられます。特に糸引き納豆は食物繊維が一〇〇g中に六・七gも含まれ、なおかつ水溶性食物繊維が二・三gも含有されているのが特徴です。これは意外でもあり、水溶性食物繊維を積極的にとるという意味ではもっと注目されてよいものです。

寒天の話

古来からある日本の食材の一つに寒天があります。以前はさほど注目されなかったのですが、近年になってダイエット・フードの一つとしてにわかに脚光を浴びています。寒天そのものは、以前よりさまざまな食品のつなぎとして使われてきました。たとえばカップに入ったヨーグルトやプリンの成分表を見ますと、寒天の名前は必ず見ることができました。

ここでちょっと寄り道をして、この寒天について述べてみたいと思います。寒天はいつごろから日本に存在したのでしょうか。最近の寒天ブームがあって初めて知ったことの一つに、寒天の祖先はところてんということがあります。

ところてんは、中国から伝わったと考えられています。また古くは奈良時代の正倉院の書の中に記録が残っています。江戸時代には夏の涼味として楽しまれていました。このようにところてんは海外から来た食品ですが、寒天は日本生まれなのです。

一七世紀中頃、京都の伏見で旅籠屋を営んでいた美濃屋太郎佐衛門が、初めて寒天を発見したといわれています。その発見のしかたがとても興味深いのでちょっとご紹介します。真冬にところてんを戸外に置き忘れたところ、夜中の厳しい寒さで凍ってしまいました。さらに、日中には溶けて水分が抜け、また凍っては溶け、これを何回も繰り返すうちに、ところてんより白い「寒ざらしのところてん」、つまり寒天が誕生したのだそうです。

寒天の製造が本格的になったのは一九世紀半ばで、長野県の諏訪地方で発展しました。諏訪地方の冬は低温で晴天日が多く、寒天の生産に最適な気候なのでした。

原料であるてんぐさの産地から遠いのになぜ発展したかというと、明治末期の鉄道開通でこの欠点が解消されたからでした。さらに世界的に発展していったのは、海外輸出という事態がおきたためなのです。というのは、一九世紀末に、細菌学者であるコッホらが、細菌の培地に寒天を推奨したことから、世界中の科学者たちに使われるようになったからです。このため、海外への輸出が急速に増加し、寒天は日本の代表的な輸出品になっていったのです。

第二次世界大戦中は輸出がとだえたので、日本以外の国々で製造されたのが、粉寒天の始まりでした。その後、日本でも粉寒天の製造が始まり、現在に至るわけです。この粉寒天は、食品だけではなく、医薬品、化粧品、バイオテクノロジーの分野で活躍しています。

寒天の特徴

寒天の食材としての特徴はなんといっても一〇〇g中七四gもの食物繊維を含有しているということです。これは自然に存在する食材の中で断トツ一位です。ただしふだん私たちが食べている水で戻した寒天ですと、一〇〇g中三gの食物繊維になります。二〇〇四年一月に私がテレビのある番組で寒天の特性を紹介したところ、ほんの少しだけ反響がありましたが、NHKの「ためしてガッテン」で寒天を取り上げた翌〇五年二月以降のブームには驚きました。

この寒天ですが、私が考案したファイバー・インデックス（一〇〇g中のカロリー量を一〇〇g中の食物繊維含有量で割ったもの。たとえば白米一〇〇gは一六八キロカロリーで食物繊維量は〇・三gなので、ファイバー・インデックス値は五六〇となる）を計算しますと、もどし寒天のファイバー・インデックス値は二・〇と自然界の食材の中でもっとも低い値となるのです。

つまり寒天をおなかいっぱい摂取してもカロリー数は低値、さらにはファイバー・インデックス値が低値であるため、血糖値の上昇や血中コレステロール値の上昇などの抑制、ひいてはダイエット効果ありということで大ヒットしたのでした。

この寒天ですが、水溶性食物繊維と不溶性食物繊維が合わさってできていると考えられており、さまざまな治療にも応用されてきました。私の外来でも便秘で来院する若い女性に寒天を積極的に摂取することをすすめており、その結果、排便量の増加、硬便の改善などが認められています。

このように日本で再度見直された寒天ですが、私もその特徴を調べるために次のような試験をおこないました。空腹時の血糖値を調べた後に粉寒天を溶かしたお茶を飲んでもらい、その後食パン一枚を食べてもらいます。その際の血糖値の上昇のしかたに、寒天を摂取したのとしないのとでは差があるかを検討しました。その結果、寒天を摂取してパンを食べた時の方が血糖値の上昇がなだらかでした。

また、便秘の人に粉寒天をお湯にとかして摂ってもらったところ、便の性状がやわらかくなり、排便が比較的スムーズになりました。

以上は、寒天のもつ水溶性食物繊維と不溶性食物繊維の性格がうまくブレンドされて生まれてくる結果だと考えられます。

現在日本人の食物繊維摂取量は一日あたり一四〜一五gといわれており、特に二〇代の女性では一日二回食の影響のためか一一g前後といわれています。二〇代～三〇代女性で便秘の頻度が高いことをあわせて考えると、食物繊維不足は大きな問題であり、寒天の摂取は簡単に食べられて効果があることから、日本人の食物繊維不足を補う大きな原動力となることが期待されます。

さらに動物実験の段階ですが、寒天に含有されるオリゴ糖の一種であるアガロオリゴ糖が、大腸癌に有効であるという結果が報告されました。

このアガロオリゴ糖を用いて、マウスにヒトの大腸癌細胞を移植してアガロオリゴ糖溶液を飲ませた実験では、二週間で癌細胞は半減し、そのうち二〇%のマウスでは癌細胞は消滅したという結果でした。これは動物実験なので、ヒトに対しては確実なことはいえませんが、大腸癌の発生予防等に期待がもてそうです。

マグネシウム製剤

では次に、ミネラルの一種であるマグネシウムについて述べます。マグネシウムは私たちの食材にも含有されており、特に数年前にヒットしたニガリには多く含有されています。また、最近注目されている岩塩や、ミネラルウォーターの硬水中にも、多く含まれているのです。

マグネシウムは、生体内でカルシウム、カリウム、ナトリウムに次いで豊富に存在する物質です。すべての生物にとって必須のミネラルの一つであり、多くの重要な生物学的過程をコントロールしています。たとえば、人間のエネルギーを作りだす代謝過程に密接に結びついています。マグネシウムの主要な供給源は緑黄色野菜、種実類、豆類、海藻類などです。

では、このマグネシウムは腸にどのように働きかけるのでしょうか。口から摂取されたマグネシウムの約二五～六〇％は体の中に吸収されます。この吸収に関しては、小腸、大腸のいずれでもおこなわれますが、主要部位は小腸の中の空腸と回腸で、下部小腸や結腸での吸収量は少ないのです。吸収されなかったマグネシウムは、水分を引っ張って残渣（つまり便のもと）を柔らかくします。

では、このマグネシウム製剤がいつごろから日本に入ってきたのか調べてみることにしましょう。なぜ調べてみる気になったかというと、江戸時代には便秘に対して漢方を使用していましたが、明治以降どんな薬剤を使用して治療していたかが、まったくわからないということがありました。私の調べ方が悪いのか、昭和初期の治療法まではさかのぼれましたが、明治、大正時代はなかなかわかりませんでした。

そこで、日本でもっとも大きな製薬会社である武田製薬の二〇〇年史を調べてみました。というのは、武田製薬の前身は、薬問屋だったのです。そこで五〇〇ページ以上にもおよぶ社史を調べていくと、いくつものおもしろい事例が出てきたので、まとめて簡単に紹介していきたいと思います。

漢方医学の退潮と西洋医学への移行

明治に入って西洋医学に触れた日本は、どのような反応を示したのでしょうか。まずは明治二年（一八六九）に、オランダ医学を修めた岩佐純、相良知安が、政府の医学取調御用掛に任命され、それ以降、西洋医学優先の傾向となっていきました。

この時代の医師の大部分は漢方医でしたが、日本の近代化にともなって新しく出現した軍隊や工場などでの健康の維持や病気の治療に、西洋医学は優れた能力を発揮し、漢方の分野は狭まれていったのです。

西洋医学が主流になるにつれ、医薬品が必要となりました。このため、開国以来、医薬品の輸入は増大の一途をたどっていきました。

維新当初は漢方医で開業しているものがまだまだ多く、和漢薬品も相当に売買され、西洋薬の輸入はまだまだ少なかったのです。当時の記録を見ると、外国と取引した邦商は、横浜港では桂屋喜八、丸本（武田長兵衛、掛見喜兵衛、友田喜兵衛の共同経営）、鳥居徳兵衛（後の鳥居製薬）、小林桂助、大川佐兵衛などで、神戸港では武田長兵衛、田辺五兵衛（後の田辺製薬）、塩野義三郎（後の塩野義薬品）らであったといいます。これらの輸入者がさまざまな薬剤を輸入していたようです。

武田長兵衛の武田所蔵の明治二〜一二年における帳簿類の記録を見ると、興味深いことがわかってきます。特に胃腸に関する薬剤として、オリーブオイル、グリセリン、クレオソート、酸化マグネシウム、生姜シロップ、大黄シロップ、薄荷油、ヒマシ油等が輸入されていたのです。これらは、国が定めた日本薬局方第一版（明治一九年）から第七版（昭和三六年）の間にほとんど収録されている基本となる薬剤でした。このように現在でも広く使われている酸化マグネシウムは、薬剤として明治初期より日本に入ってきていたのでした。

以上、武田製薬の社史から興味深い点をピックアップして、まとめさせていただきまし

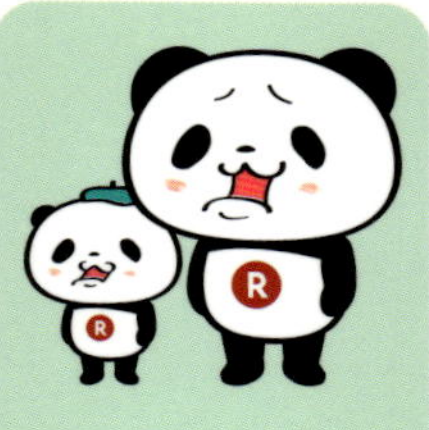

た。この本があったおかげで、酸化マグネシウムの存在が、日本開国以来認められることがわかりました。安全かつ効果のあるものは長い年月がたっても存在するということの、一つの証明と考えられます。

現在でも酸化マグネシウム製剤は、医療機関や一般の売薬として多く使われている薬剤の一つです。

オリゴ糖

次に寒天の中でオリゴ糖の話が出てきたので、オリゴ糖の由来に関してちょっとだけふれたいと思います。便秘に良いと考えられるオリゴ糖のことを調べているうちに、興味深い文献に出合ったので紹介します。

今からおよそ五〇年以上も前にペンシルベニア大学の研究者が、母乳中に腸内細菌の中でも体に有効な作用をもつビフィズス菌を特別に増やす物質を発見し、ビフィズス因子と名づけました。実は、この物質の本体は糖がいくつも結合したオリゴ糖といわれるものだったのです。もともと母乳には、赤ちゃんの腸内によい細菌を増加させる物質が含まれているといわれていました。そのオリゴ糖が赤ちゃんの腸内の有用な菌を増加させる力になっているのでした（上野川修一『免疫と腸内細菌』平凡社新書）。

　この話を読んだ時、オリゴ糖の真の良さが本当に伝わってくるような感銘を受けました。自然界、特に母体から赤ちゃんへの自然の恵みは、われわれの気づかないところできちんと働いていてくれるのです。

　このオリゴ糖ですが、生体内に入るとビフィズス菌のエサになるといわれており、人間の腸内環境を整える食材として、最近にわかに脚光を浴びています。

ビオフェルミン

　次に現代の日本人が一度は耳にしたことがある薬であるビオフェルミンについてお話しします。現代の日本では、ビオフェルミンは誰もが知っている胃腸薬ではないでしょうか。病院にかかっても医薬品として投薬されるし、ドラッグストアにいっても一般薬の整腸剤として購入することができる薬剤です。

　このビオフェルミンは、文献的に調べてみますと、なんと大正四年（一九一五）に日本の神戸で誕生しているのです。おそらく、明治になって西洋医学が日本に入ってきてから作られた、日本オリジナルの胃腸薬の最初期の薬剤ではないかと思います。

では、このビオフェルミンはどのようにして開発されたのでしょうか。これも読者の方はご存知だと思いますが、ヨーグルトというと何となくブルガリアを連想してしまいます。そのブルガリアに長寿者が多くいることに目をつけたのがフランス・パスツール研究所のエリー・メチニコフ博士でした。同博士は研究を「長寿の科学的研究」として発表し、その中で、ブルガリアでは牛乳の中に「何か」が入ったものを飲んでいることに着目したのです。その何かを研究したところ、それが乳酸菌だったのです。そして、この乳酸菌を牛乳に入れ保温してヨーグルトができることを明らかにしました。さらにメチニコフ博士は研究をもとに「ラクトバチリン」という乳酸菌製剤を発表しました。

日本にもそのうちの一種である「インテスチフェルミン」が輸入されていましたが、第一次大戦によって輸入が中断してしまったのでした。そこで当時の日本医師会副会長・兵庫県医師会長であった山本治郎平と、当時の神戸市立東山伝染病院長であった天児民恵が協力して、パスツールの文献によるブルガリア桿菌の純粋培養に成功したのです。そこで得られた菌でヨーグルトを作り、また乳酸菌製剤として「ビオフェルミン」を開発したのでした。

その後、大正六年に正式にビオフェルミンを製剤する会社・㈱神戸衛生実験所（現在ビオフェルミン製薬）として成立され、現在に至るのです。

このような史実はあまり知られていませんが、おそらく明治以降、日本で製造された西洋薬のパイオニアの一つと考えられるのです。ビオフェルミンの効果については昔からさまざまな研究がなされてきました。私が知る範囲では、下痢や便秘傾向の時に、腸の働きを元に戻す整腸剤として使う薬剤であり、今でもよく投薬しています。

植物性乳酸菌

二〇〇六年になって植物性乳酸菌という言葉がよく聞かれるようになってきました。乳酸菌といえば、一般的にはチーズやヨーグルトに多く含まれていることが知られています。これら乳に生育する乳酸菌は動物性乳酸菌と呼ばれるものです。それに対して、漬物、味噌、しょうゆ、酒など、発酵食に多く生育するのが植物性乳酸菌です。

乳酸菌には整腸効果がありますが、とりわけ植物性乳酸菌は動物性に比べ、過酷な環境でも生育することができるので、生きたまま腸まで届きやすいのです。特に腸が比較的長い日本人にとっては有益な乳酸菌であると期待されています。

では、どんなものがあるのでしょうか。その一つとして、京都の漬物の中でもとりわけ酸味のある「すぐき漬け」から発見された植物性乳酸菌であるラクトバチルス・ブレビス菌があげられます。

その他、キムチ、ザーサイ、しば漬け、テンペ、チャツネ、サワークラウト（ドイツの酢キャベツ）等に、さまざまな種類の植物性乳酸菌が含まれています。これらの植物性乳酸菌を昔からとっていた日本人の腸は健康的だったのが、現在、ミソ、ショウユ、ツケモノ等の伝統食の摂取が減少して欧米化した食事をとるようになったので、日本人の腸内環境の悪化にも結びついているのかもしれません。植物性乳酸菌の腸への効果の研究はこれから進むと思われます。

以上、日本人の大腸にかかわりがある食材や薬剤について述べてきましたが、今でも我々の日常生活に充分役立つものばかりなのです。

第Ⅳ章　便秘と腸内リセット

便秘は病気か、病気の兆候か？

ここまで大腸全体のことについて述べてきましたが、ここからは個々の病気や病態について述べていきます。まずは、人数的に圧倒的に多い便秘からです。

最近急速に増加しつつある健康に関する雑誌の目次に目を通すと、必ずどこかの誌面に載っている便秘ですが、はたして定義があるのでしょうか。医学書や医学専門誌を調べてみますと、便秘の定義は実は明確になっていないのです。大腸の専門医等の共通認識としては、「排便が二～三日に一度あって、特に自覚症状がなければ、便秘とはいわない」ということなのです。

さらに、薬局や薬店などでよく見かける「宿便」という言葉も問題です。ある本によれば宿便は腸のひだにこびりついて体重の増加にもつながるなどと書かれていますが、これは間違いです。大腸内視鏡検査で大腸の中を観察しますと、どこにもそんなものはありません。医学事典で宿便という言葉を調べてみますと、確かに記載がありますが、便秘と同義語と書かれています。つまり宿便という言葉と間違ったイメージが一人歩きしてしまったのが事実なのです。

ではどのような人を便秘と呼んでよいのでしょうか。これもなかなか難しい問題です。二～三日に一度の排便で自覚症状がなければ便秘とはいえないでしょうが、ふだん毎日排便があった人が二～三日に一度の排便になり、腹部膨満感、下腹部痛等の自覚症状を認めれば、便秘といっても間違いありません。

極端な話、六〇歳で定年退職して、それまで毎日あった排便が、運動不足、環境の変化でリズムが狂ってしまい、これを嫌って自己判断で便秘と判断し、下剤を服用する男性がけっこういるものなのです。ですから、便秘とは大まかにいって、二～数日の間に一度の排便になり、排便困難感、腹部膨満感、下腹部痛などの自覚症状を認める人ということになりそうです。

ここで問題となるのは、旅行などにでかけて、ちょっとした緊張感をともなうストレスで排便が困難となってしまう急性の便秘と、たえず自覚症状をともなう排便障害である慢性便秘とは、わけて考えるべきだということです。

急性便秘は、生活環境が元に戻ってストレス等が消失すれば改善しますが、慢性便秘はなかなか改善しないことが多いのです。そこで腹部膨満感等の自覚症状が強くてつい手を出してしまうのが下剤。この下剤を常用していると、しだいに服用量が増加し、自覚症状もあまり改善しないという悪循環に陥ってしまう人が少なからずいるのです。

ですから慢性便秘になりかけているようだと気づいたら、適切な治療に切り替えないと後で大変な目にあう危険性があります。この点は後にくわしく述べたいと思います。

さらに、この項では「便秘は病気の兆候か?」という点についても触れておきます。まずみなさんが急に便秘となり、四〇歳以上の方にとっては気になるのが、なんといっても大腸癌であると思います。確かに急に便が細くなったり、便秘がちになったりということが出現し、持続するようであれば、専門医を受診すべきでしょう。

ただし大腸癌だからといって、すべて便秘をともなうとは限らないのです。たとえば早期大腸癌の場合ですが、私が以前勤務していた松島クリニックで五二四例の早期大腸癌の人の自覚症状を調査したところ、便秘と答えた人は一〇三例(二〇%)と低率だったのです。むしろ自覚症状がない人が圧倒的に多いという結果でした。これは、ちょっとびっくりです。早期大腸癌ばかりでなく、進行した重い大腸癌でも、右側半結腸(右側の結腸)、たとえば上行結腸などでは、まったく症状が現れないこともあります。

しかし、だからといって便秘では大腸癌にはならないとも言い切れないのです。なぜなら大腸癌が発生しやすい大腸の部位は、便などの老廃物が滞留しやすい、肛門から三〇〜

四〇㎝の直腸とS状結腸で、そこにあわせて七〇％前後も発生するのです。

現在大腸癌の原因はわかっていないのですが、これは少なくとも老廃物をためない方がよいことの一つのサインではないでしょうか。というわけで、便秘といえども奥深いところがあり、決してあなどれないのです。

便秘の五つのタイプ

では、もう少しくわしく便秘について述べていきます。便秘には何らかの病気があって起こる「症候性便秘」と、特に病気はなく、生活習慣などが原因で起こる「常習性便秘」があります。便秘のほとんどは、後者の常習性便秘だと考えられますが、念のため、他の病気が潜んでいないかどうかを調べる必要があります。そのために、一度は消化器病の専門医を受診して大腸内視鏡検査を受けることをおすすめします。

症候性便秘の代表的なものは、大腸癌によるものです。大腸癌による死亡率が増加しているので、急激に始まった便秘は注意すべきです。

一般的には、本や雑誌での便秘の特集を読むと、よく書いてあるとおり、便秘のタイプは「直腸性便秘」「弛緩性便秘」「痙攣性便秘」と分類されています。直腸性便秘とは、直腸まで便が下りてきているのにもかかわらず、便意が起こらないために便秘になるタイプを指します。弛緩性便秘とは、結腸全体の運動機能が低下して起こるタイプ、痙攣性便秘とは、ストレス等によって結腸の緊張が異常に高まっておこり、下痢と便秘を繰り返すのが特徴のものです。

三つの便秘のタイプについては、おおむね以上のような解説が書かれているものが多いのです。なんとなくわかるような感じがしますが、患者さんを実際に診てみると、これらのいずれかにきちんと当てはまるというほど単純明快ではないのです。どのタイプにも当てはまらなかったり、いくつかの特徴をあわせもっている人も少なくないのです。

そこで便秘がなぜおこるのかを知った上で判断するために、障害部位と原因による新しい便秘の分類（表2）を考案しました。障害が予測できる部位と原因別に、小腸、結腸、直腸・肛門、消化管内容物、ストレスの五つのタイプに分類したのです。

たとえば、排便を我慢しているうちに便意がなくなってしまったタイプでは、直腸や肛門に障害があると考えられます。また、刺激性の下剤を連用していると、特に結腸の動きが悪くなってますます便秘を悪化させてしまいます。このタイプの人は結腸が障害を受けているのです。さらにダイエットで、便を作るだけの充分な食事量を摂取しないため便秘

［表2］新しい便秘の分類（試案）

障害部位	原因	治療
小腸	①術後腸管癒着症 ②炎症性腸疾患 （クローン病等） ③薬剤性	①塩類下剤：酸化マグネシウム、芒硝 ②オリーブオイル ③ヒマシ油 ④漢方製剤（大建中湯）
結腸	①弛緩性便秘症（下剤長期連用による二次的障害か） ②大腸メラノーシス（アントラキノン系下剤長期連用による二次的障害か） ③術後腸管癒着症 ④薬剤性 ⑤加齢による腸管機能低下	①大腸刺激性下剤 i　アントラキノン系下剤： センナ、大黄、アロエ ii　フェノールフタレン系： フェノバリン、ヒサコジール iii　その他：ピコスルフェイト ②塩類下剤 ③微温湯（腸洗浄） ④漢方製剤（防風通聖散等）
直腸・肛門	①直腸反射の消失 ②肛門反射の消失 ③腸管切除後	①腸管刺激性下剤 i　浣腸剤：グリセリン ii　新レシガルボン®坐薬
消化管内容物	①偏食（食物繊維摂取量の減少） ②加齢による食事量の減少	①食物繊維 i　不溶性食物繊維：セルロース等 ii　水溶性食物繊維：難消化性デキストリン、ポリデキストロース等 ②水分
ストレス	①心理的ストレス ②物理的ストレス ③月経前症候群（PMS）	①薬物療法 （トランキライザー、漢方製剤等） ②食事療法（γ−リノレン酸） ③音楽療法

注）塩類下剤やオリーブオイル等は、消化管内に残ることで作用するので、消化管内容物とまたがることも考えられるが、一応消化管内容物として食物繊維を主体と考えた。

になっている人もおり、この場合は腸よりもむしろ腸を通る便のもと（つまり消化管内容物）に問題があるわけです。

便秘の原因がどこに障害があるかわかれば、治療がしやすくなります。というのは、あまり知られていないことですが、便秘の治療薬は、ある薬は結腸に働き、ある薬は直腸に働くというように、作用する部分が薬によって分かれているのです。どこに障害があるかわかれば、下剤の副作用を最小限に抑えながら効率よく治療することができるのです。

ではいったい、最初に述べた、弛緩性便秘、痙攣性便秘、直腸性の便秘を基本とする慢性便秘の分類は誰が言い出したのでしょうか。過去五〇年以上もさかのぼって日本の便秘の分類について文献的に調べてみましたが、その原本は見つかりませんでした。昭和二〇年代の文献には、すでにこの三つの便秘の用語は記載されています。全部を調べてみたわけではありませんが、どうも誰もが以前に書かれていた内容を少しずつ自分の都合のよいように書き直したとしか思えないふしがあります。といいますのは、日本には便秘の研究家など存在したことなどあまり知られていないのです。みな大腸の他の重い病気の研究の片手間に文献を書いたのだと思います。なぜなら同年代の便秘の文献は似たり寄ったりであり、この流れは現在でも変わりなく、いまだに弛緩性便秘、痙攣性便秘、直腸性便秘の分類が基本となっているからです。私の考えた試案である障害部位による便秘の分類と治療方針の方が、誰もが見てもわかりやすく、納得がいくのではないかと思うのですが……。

習慣性便秘の治療実験

次に一九三〇年代に書かれたドイツの古い便秘の論文が示唆に富む内容なので簡単に紹介してみたいと思います。一九三二年にウィーン・ライナー病院のカール・グラスナー博士が書いた論文です。ここにはすでに、慢性便秘症の大きな原因となっている直腸反射(便意)に関することが述べられているのです。内容を少し紹介します。

「習慣性便秘は今日ではその大部分が大腸運動の障害に基づくと考えられている。この大腸運動の障害はその部位が大腸の運動・緩慢もしくは彎曲部の屈曲で、直腸停滞または肛門停滞が問題である。その原因は排便の抑制にあるもので、排便刺戟に対する応答の欠如による」

このように、排便に関して直腸反射の重要性が述べられており、つまりこのことは七〇年以上も前にわかっていたのです。

またこの論文を読むと次のようにも書かれています。

「便意は、便が直腸内に入ってくる際に起こる」

このことは便意の重要性をかなり強く認識していたことを示しています。

さらに次のようなことが興味をひきます。すなわち、炭酸ガスを発生する座薬を使用して、炭酸ガスの働きで直腸粘膜に対して直腸反射を促し、そして排便を促すことを確認している点です。さらに便意がないと直腸の手前で便がたまり、お腹のガスが出にくくなることもわかっていました。グラスナー博士は炭酸ガスを発生させて直腸反射を促す座薬が、直腸反射の消失した便秘症の患者に有効であることを提示したのでした。

ストレス腸とリラックス腸

では、ここでもう少し便秘に関して、私見を述べてみたいと思います。

便秘などの排便障害を理解するうえで、腸を動かす因子や、動きを低下させる因子を知っておくことは重要です。そのメカニズムを知っておけば、いざというとき腸の機能を自力でコントロールしようとするのに便利になるのです。

腸の動きという点から見て、抑制つまり腸の蠕動運動が抑制されやすい状況にある場合は、ストレス腸と考えるとわかりやすいでしょう。つまり心理的ストレスや物理的ストレスがかかると、腸の運動がにぶくなることがあります。心理的ストレスの代表例は、旅行に行ったときに一時的に交感神経緊張が優位となり、腸管運動に抑制がかかって排便が困難になるケース。これは、誰もが一回は経験したことがあるに違いありません。旅行から帰ると緊張がとけ、自宅のトイレでゆったりとできて、排便が良好になるというものです。

物理的ストレスに関しては、水分をあまり摂らずにイモ類等の不溶性食物繊維をいっきょにたくさん食べたときがあげられます。これは、便が硬くなってしまうことが原因です。また頻度は低いのですが、知らないうちに鉛などの金属を長時間にわたって比較的多く摂っていると便秘になるといわれています。さらに抗鬱剤等の中枢神経に作用する薬剤を服用していると、薬剤の副作用で副交感神経が抑制され、腸の運動が低下し、便秘になることがあります。これなども広い意味で考えると物理的ストレスの一種といってもよいかもしれません。

このようにさまざまなストレスで便秘になる状態は、「ストレス腸」ととらえるとわかりやすいと思います。したがって、このストレス負荷を取り除いた状況はというと、これは「リラックス腸」ということになります。心理的ストレスや物理的ストレス等から解放された腸は、副交感神経が優位となり、蠕動運動が活発になって排便がスムーズになるのです。ですからなるべくリラックス腸を保つことが、毎日の生活の中で快適に過ごすための、大きなポイントの一つといっても過言ではありません。

排便がうまくコントロールできないで、腹部膨満感等の自覚症状に苦しめられている人は本当に多いのです。

ストレス腸の実際

もう少しストレス腸について述べてみたいと思います。

このストレスという言葉ですが、今日的な意味合いでは、人間の心や体に影響を及ぼす要因として使われる場合が多いのですが、本来は精神的な要因ばかりではなく、物理的要因、たとえば寒冷などの温度差も含まれるのです。

しかし、現在ではストレスというと精神的ストレスを指すことがほとんどです。それだけ日本人の間には多くの精神的ストレスが存在するということでしょうか。現在の日本社会の変化が激しく、価値観が多様化し、良好な人間関係を形成することが難しくなっていることのあらわれでしょう。

しかし昔から胃腸とストレスとの関係を示す言葉はいくつか存在しました。たとえば「断腸の思い」「胃が痛くなる」「はらわたが煮えくりかえる」等という表現です。「はらぐろい」という表現もその流れかもしれません。それだけ、心理的・社会的因子とストレスが関連しているということのあらわれです。

ではこのストレスと胃腸の関連はいつごろから言われてきたのでしょうか。古くは紀元前四～五世紀に活躍したヒポクラテスの時代、ストレスによる情動の影響が体へ変調をきたすことなどが記載されているようです。その後、一九世紀から二〇世紀にかけてさまざまな研究がなされました。その代表例がパブロフの実験です。彼は、ベルの音による唾液の分泌が条件付けによっておこることを、イヌを用いて証明しました。そして二〇世紀に入って、キャノンがネコを用いて自律神経に関する実験をおこないました。ネコの胃液排出、胃酸分泌が、犬猿の仲であるイヌと直面させることによって減少することを示したのです。つまり、このことは「闘争か逃避」に自律神経である交感神経が関与することを示しているのです。

以上のようにストレスと胃腸とは、自律神経を介して深い関係にあることがわかってきたのです。そして第Ⅱ章でも述べたように、腸は第二の脳とまで呼ばれるようになりました。極端な話ですが、脳死の状態となっても、消化・吸収・分泌等の胃腸の機能はほぼ正確に保たれる事実がわかりやすいと思います。

では、このストレスはどのように認知されるのでしょうか。最近の研究では、ストレスは脳の情動に関係するネットワークを活性化することがわかってきました。大脳皮質は理性の脳であるとされますが、この情動システムは、大脳辺縁系を中心とした比較的古い脳の部分にあるといわれています。この中枢におけるストレス回路は情動運動系と呼ばれ、ノルアドレナリン、アドレナリンなどの神経伝達物質、視床下部―下垂体―副腎系の神経内泌系などを含んでいます。

以上のようなストレスに対する脳の情動システムが作動すると、腸神経系につながる約二〇〇〇本の神経線維束を伝わって腸神経系に影響を及ぼすことになります。

しかし全部のストレスが腸に伝わるのでしょうか。これは依然ブラック・ボックスではないかと思います。そして腸神経系に対して直接ストレスを与えることはあるのでしょうか。それはあまり明確には述べられていませんが、水銀などの有害金属による腸管の機能抑制、抗鬱剤など中枢神経系に作用する薬剤の末梢神経への影響、二回食などの偏食（朝食抜きなどで、朝の胃結腸反射がおこらない）などがあげられます。

さらに一番問題なのが、大黄、センナ、アロエなどのアントラキノン系下剤を長期連用している便秘の患者さんに出現してくる大腸メラノーシス（大腸黒皮症）です。このような下剤が体内に入ると、下剤の代謝（新旧の物質の入れ替わり現象）の過程から、腸管の壁に黒褐色のメラニンのような色素沈着が起こってくるのです。

大腸メラノーシスは、自覚症状のないものの、黒い色素の沈着が腸管の神経叢にも影響して、腸管の運動機能低下をまねいてしまいます。大腸がまるで伸びたゴムのような状態となり、働きが弱まってしまうのです。これは薬剤による究極のストレス腸といっても過言ではありません。

私の外来でもよく認めるのですが、アントラキノン系の下剤を一年以上毎日服用して、急に下剤を服用するのをやめてしまうと、まったく排便がなく、腹部膨満感、腹痛などを主訴に来院してきます。アントラキノン系下剤は、日本の下剤市場の約七〇％以上を占めるようです。ですから知らないうちに、ストレス腸を自分で作ってしまう人も少なからずいるに違いありません。

さらに心理的ストレスが腸神経叢に直接働くことがあるのでしょうか。これは不明ですが、腸に負担が出て、排便がうまくいかない状況が出現すると脳に不快感が出現します。この排便がうまくいかない状況から解放されると何ともいえないスッキリ感が脳に伝わるので、何らかのストレスを腸神経が直接感知しているかもしれません。これはこれからの研究課題です。

リラックス腸の実際

では反対にリラックス腸とはどんなイメージでしょうか。脳神経にストレスがなく、胃・結腸反射がスムーズに活動している腸が理想かもしれません。腸の蠕動運動にブレーキをかけるファクターがないからです。

さらに腸だけのストレスを考えると、腸の動きを活発にしてくれる要素がリラックス腸をまねくと考えられます。つまり水分、食物繊維（特に水溶性食物繊維）、マグネシウム、オレイン酸（オリーブオイルに多く含有される一価不飽和脂肪酸）、ヨーグルトなどの発酵食品等が、代表的と考えられます。それから実際腸の運動と明確な結びつきはわかりませんが、ウォーキング（歩くこと）、腹部のマッサージ等も有効な場合があります。

では、次にこれらの要素を用いた便秘対策について述べていきたいと思います。

消化管運動を制御する自律神経以外の因子

腸内リセットの話をする前に、最近しだいにわかってきた自律神経（腸神経を含む）以外に消化管運動をコントロールする因子について、ここでちょっと述べておきます。

その一つが、カハール介在細胞（interstitial cells of Cajal：ＩＣＣ）です。これは、一九〇六年にノーベル医学生理学賞をカハールが受賞した時の学説が発端となって、その存在が知られるようになりました。

このカハール介在細胞とは、消化管運動のペースメーカーです。つまり消化管運動は自律神経の直接の制御を受けるとともに、カハール介在細胞を介して間接的にもコントロールされるということが判明してきたのです。また、消化管の情報も、自律神経に直接伝達されるとともに、カハール介在細胞を介して伝達される経路もあるそうです。

今後、このペースメーカーを利用した腸管の治療が生まれてくるのではないでしょうか。

腸内をリセットする

今から数年前、まだ松島クリニックに勤務していた頃、昼休みに何気なくテレビを見ていたところ、ニューヨークのスーパーモデルの間で腸内洗浄が流行しているというニュースが目に入りました。それは、ある一定の水圧で機械で水を直腸内へ注入し、反対のノズルで便を排出するという非常に単純なものでした。

これを見た瞬間、松島クリニックで大腸内視鏡検査を受けた後、軽い便秘の人は、便秘の自覚症状が一週間くらいは改善し、快適に過ごせるという話を時々耳にはさんでいたことを思い出しました。

当時も今もそうですが、松島クリニックでは（現在の私のクリニックでも）、大腸内視鏡検査時に腸管洗浄液を一五〇〇～二〇〇〇cc摂取することに加え、これだけでは腸内が完全にきれいにならないため、微温湯（約四〇℃のぬるま湯）を一回に五〇〇cc前後、肛門から大腸内に注入して数回大腸内を洗浄していたのです。これは約二〇年以上も前から続けている方法です。こうすると腸内の老廃物がまったくのゼロに近づき、大腸内視鏡検査をおこなうのに腸内が観察しやすくなるからですが、さらに検査後お腹の調子がよくなるということも経験的に知られていたのです。

そこでこれらの経験から、腸内をきれいにする方法として「腸内リセット」を考えたのです。簡単にいえば、腸内リセットとは、便秘と下剤で疲弊してしまった腸をよみがえらせるための一週間のプログラムなのです。ではその方法を説明していきましょう。

下剤に頼らない治療法――リラックス腸へ

便秘というと、どうしても下剤に頼りがちですが、ここでは簡単に誰でもできる下剤に頼らない治療法について述べていきたいと思います。

まずは日常生活について。ここで思い出していただきたいのは、二〜三日に一度排便があって、腹部膨満感等の自覚症状がなければ便秘とはいわないということです。たとえば、ふだん毎日排便があって、突然一〜二日間排便がないとお腹が苦しくなってしまうことがあるでしょう。この場合、便秘といってもよいかもしれません。つまり便秘には明確な定義はなく、自覚症状がなければ一〜二日間排便がなくても問題がないということなのです。

なぜ、こんなことをしつこく書くかというと、会社を六〇歳くらいで退職し、自宅にいることが多くなり、歩く時間も減って、それまで毎日排便があったのが何となく減少してきて、お腹がはったりするので、つい下剤を服用してしまう、こんなタイプの人がけっこういるためです。

つい服用した下剤がやめられなくなってしまって来院するのは、男性では六〇歳以上で急に増加してきます。最初は軽い便秘傾向であるこういう人には、私がこれから述べる下剤に頼らない治療法が有効です。

まず食事療法の素材について説明しましょう。まずは誰にでも有効に作用する朝大さじ一杯のオリーブオイルを食材として摂取することです。イタリア等では古くからティースプーン一杯のオリーブオイルを摂らせることが子供の便秘予防に有効と述べられてきました。またオリーブオイルの便秘への効果は、紀元前から知られています。その秘密はオリーブオイルに豊富に含まれているオレイン酸にあるのです。オリーブオイル一〇〇ml中に含まれる脂肪酸は九四mgですが、このうちオレイン酸は七五%も含まれているのです。オレイン酸の語源は、「オリーブの油」という意味だそうですから、それもうなずけます。

アメリカの学者、ミカエル・フィールドの研究報告が大変興味深い結果を残しています。フィールド博士は、動物の小腸の一部である空腸に、オリーブオイルと、日本でも昔はよく使われ、便秘に古来から使用されてきたひまし油を流して、それぞれの油に含まれる脂肪酸（オリーブオイルではオレイン酸、ひまし油ではリチノール酸）が空腸でどのように働くかを比較しました。実験の結果、三〇分という比較的短時間でみた場合には、オレイン酸の方がリチノール酸よりも小腸では吸収されにくく、小腸の外に分泌されにくいという結果が得られました。

この結果から、オレイン酸を含有するオリーブオイルは、比較的短時間では小腸で吸収されにくいということがわかったのです。したがって、短時間のうちに比較的多め（一五〜三〇cc）のオリーブオイルを摂取することで、大腸までその成分が行き届き、そこで腸を刺激してスムーズな排便を促してくれる効果が期待できるのです。

便秘がつらい人の中には、オリーブオイルをそのまま飲んでしまう人がいるようですが、それだけはやめてください。オリーブオイルは他の食材と一緒に食べてこそおいしいのです。たとえば、フランスパンを焼いて、バター等のかわりにエキストラバージン・オリーブオイルをつけて食べると、シンプルでおいしい朝ごはんになります。ちょっと時間がある週末には、トマトを一㎝くらいのさいの目に切って、バジルの葉を混ぜ、最後にエキストラバージン・オリーブオイルをかけてミックスするとおいしいトマトサラダができあがります。バジル、トマト、オリーブの風味のハーモニーが素晴らしく、塩、コショウなどの調味料は一切いらないのです。これをフランスパンにのせて食べると週末の朝が幸福感いっぱいになるでしょう。残ったオリーブオイルはパンにつけてきれいに食べれば、いつのまにか一五ccくらいのオイルは取りきってしまいます。パンは白米より食物繊維が多く、腸を動かすという意味ではこの組み合わせは非常によい組み合わせです。

では、オリーブオイルの本場では、いったいどのような便秘に対する自己管理法がおこなわれているのでしょうか。私にはイタリア人の友人はいないので、タカコ・半沢・メロジー氏の本『イタリア式健康生活』（郵研社）の中の方法を紹介してみたいと思います。

イタリアにおける便秘に対する伝統のケア法

①起床直後、冷水、あるいは冷たい牛乳をコップ一杯飲んで便意を促す。

②繊維質の多い食材を豊富に摂る。ミネストローネやカポナータ（ズッキーニやナス、ピーマン、セロリ、トマトなどを炒めた料理）などの野菜たっぷりのメニューが理想。

③オイル不足も便秘を誘う。良質のエキストラバージン・オリーブオイルなどを生食すると効果的。

④毎日、適度な動きに努める。

⑤夕食は可能な限り早めにとり、早寝、早起きを実行。朝食に時間をかけ、バランスのいい内容とする。家を出る前、トイレで用をすませるのがベスト。

以上のようなことを在イタリア一七年以上のタカコ・半沢・メロジー氏は述べています。この内容は、イタリアではごく一般的なことといわれているので、日本とほぼ同様なことがなされているのには興味がひかれます。

まあ、どこの国に行ってもそれほど大差はないのでしょうが、唯一イタリアらしいのはエキストラバージン・オリーブオイルを摂るということでしょう。

私も、一〇年来便秘の治療の一方法としてオリーブオイルを摂ることをすすめてきましたが、本当に良い結果が得られるのです。ただし、オリーブオイルはやはり油なので、摂り過ぎると体重増加につながる可能性があることが唯一の欠点です。ですからオリーブオイルを多く摂ったときには、他の食事を減らすようにしてください。

食物繊維の効果

下剤に頼らない治療法の代表的なものに食物繊維もあげられます。ただし、これも誤った摂取のしかたをすると便秘の症状が悪化することがあるので要注意です。たとえば、私の外来でよく遭遇するのが、病院にかかって慢性便秘症と診断され、下剤の投与とともに食物繊維をたくさん摂るようにと外来担当医に一言いわれ、本気になってイモ類や根野菜をたくさん摂る人がいるのです。こういう患者さんの中には、イモ類等を多く摂りすぎて便がさらに硬くなり、症状が悪くなってしまう人がいます。これは、水に溶けていない不溶性食物繊維ばかり多く摂ることが原因です。不溶性食物繊維を多く摂ったときは、いつもよりも多く水分を摂らないと便が硬くなってしまうのです。

ではどうすればよいのでしょうか。水溶性食物繊維（水に溶けている食物繊維）をバランスよく摂ることがポイントです。そこで、コンブ、寒天（これは水溶性と不溶性食物繊維の両方の性質をもっている）、トウモロコシから抽出され、現在では人工的に製造されているポリデキストロース等をバランスよく摂取すると効果的です。

このポリデキストロースですが、ブドウ糖、ソルビトール、クエン酸を八九：一〇：一の割合で混合し、高温真空下で反応させた多糖類で、水溶性食物繊維の一種であり、健常な成人が摂取すると、糞便量、便の水分量を増加させることが報告されています。

私は、九〇年代の初め、当初は水溶性食物繊維など便秘には効かないと考えていたのですが、食事量をあまり増やすことのできない便秘の高齢者にポリデキストロース七gを含有した飲料水（「ファイブミニ®」。以下、水溶性食物繊維含有飲料水と表記します）を連続して摂取していただいたところ、硬便が普通便に近づいたなどの自覚症状の改善を確認し、驚いたのです。

その後、以前勤務していた松島クリニックにおいて、時々下剤を服用するような患者さんに同意を得て、水溶性食物繊維含有飲料水を一〇日間連続して摂取していただいたところ、九二例中五九例（六四・一％）で、硬便、腹部膨満感、排便回数の減少等の便秘の自覚症状が改善しました。

さらに大腸メラノーシスを認め、センナ、大黄、アントラキノン系下剤を一年以上連用しているような比較的重い慢性便秘症の患者さん二三人に、同意を得て水溶性食物繊維含有飲料水を三〇日間連日摂取していただきました。その結果、便秘（排便障害）が二三例中一三例（五六・五％）、硬便が二〇例中一七例（八五％）で改善を認めました。また排便回数でみると、回数が一日一回以下に減少していた一六例中一三例（八一・三％）で排便回数の増加を認めました。

さらに、もっと驚くべきことがわかったのです。それは、大腸メラノーシスを認める常習性便秘症の患者さんで、水溶性食物繊維含有飲料水の摂取前と摂取三〇日後とで下剤の量（酸化マグネシウム服用量）を比較したところ、二三例中一四例（六〇・九％）で減量となったのでした。酸化マグネシウム服用量で比較すると、水溶性食物繊維含有飲料水摂取前には二・五±〇・一g／日であったのが、水溶性食物繊維含有飲料水摂取後には二・〇±〇・七g／日へと減量できることが確認できました。

つまり、水溶性食物繊維の摂取を持続することで、自覚症状が改善するばかりでなく、下剤の減量が可能となることが示唆されたのです。これは、患者さんにとって食事療法の有効性を示す良いデータとなりました。

さらに東京女子医大の大木理香医師の研究では、ポリデキストロースとビタミンCを併用することで腸内のビタミンCの吸収がよくなり、美肌効果が増すこと等も報告されています。

腸内リセット一週間プログラム

では、このようなオリーブオイル、食物繊維、オリゴ糖等の食材を考慮して考えた具体的な腸内リセット法について述べていきます。これは、病院などに行かないで自分でおこなう、いわばセルフ・メディケーションの方法ですので、参考にしてみてください。腸内リセットは、簡単にいえば、便秘と下痢で疲弊してしまった腸をよみがえらせるための一週間のプログラムなのです。

●第一日目（第一段階）

この日は食事をせず、ジュースや水で水分補給だけをおこないます。これにより腸を休ませます。

①下剤で腸をきれいにする

腸内リセットでは、体に負担の少ない酸化マグネシウムなどの塩類下剤というタイプの下剤を使用します。このタイプの下剤は空腹時に飲むのがポイントです。下剤を飲んだ後は、たっぷりの水（一～二ℓ）を摂ってください。

②ビフィズス菌製剤を飲む

便が出きったところで、ビフィズス菌製剤をできるだけ早く、多めに服用します（具体的な量は、それぞれの製品の説明書を参考にして下さい）。ビフィズス菌は腸内にすむ善玉菌を増やし、腸内細菌のバランスを改善するといわれています。腸内細菌は食べ物などの影響を受けやすいので、下剤で腸をきれいにしたところに素早く入れる必要があるのです。

③腸内の善玉菌を増やすジュースを飲む

ビフィズス菌をとってからおよそ五時間後に、腸内のビフィズス菌を活性化させる、リンゴやニンジンなどの手作りジュースや、市販の野菜ジュースを飲みます。

●第二～七日目（第二段階）

二日目からはきれいになった腸を健康な腸に変えていくための食事療法を開始します。食事療法といっても難しいものではなく、次に紹介する五つの食品が入っているものを摂っていきます。ただし、いきなり大量の食事を摂ると、胃腸が驚いてしまうので、二～三日目は量を少なめにします。

①ビフィズス菌製剤

腸内バランスを整えるために、ビフィズス菌製剤は二日目以降も毎日摂取していきます。

②食物繊維

食物繊維というと、ゴボウなどの野菜を想像する人が多いと思います。しかし、これらの食物繊維は水に溶けない不溶性食物繊維で、これだけを多く摂ると便が硬くなってしまいます。そこで重要になるのが先ほども述べた水溶性食物繊維なのです。現在の日本人の一日の食物繊維のバランスは、およそ水溶性一対不溶性四です。一日あたりコンブ少量、リンゴ一個、粉寒天四g、前述の水溶性食物繊維含有飲料水一本等を摂って水に溶ける水溶性食物繊維の割合を増やし、不溶性食物繊維と一対二の割合にまですれば、スムーズに排便が可能になるのです。

③オリゴ糖

オリゴ糖は腸内のビフィズス菌のエサとなります。摂取の目安量は、最低一日三～五gです。

④オリーブオイル
適量のオリーブオイルは便を柔らかくして、排便を促します。オリーブオイルは、主に小腸に作用します。パンにつけるか、サラダにかけるなど好みの方法で摂ってください。摂取の目安量は一五〜三〇mlです。
⑤たっぷりの水分
一・五〜二ℓが目安です。

以上の①〜⑤の食材を、一日のふつうの食事の中に取り入れていくのが腸内リセット法というわけです。ただし、直腸反射の消失してしまったような比較的重い便秘の人は、この方法をおこなっても排便が改善しにくいかもしれません。この場合は、一度専門医を受診してください。まあ、軽い便秘の人は、下剤を服用開始する前に試してみてください。きっと効果がありますよ。

重い便秘の人はどうするか

重い便秘の定義はありません。私が考えるには、センナ、大黄、アロエ等のアントラキノン系下剤を一年以上常用している人、または、何日たっても便意（直腸反射）がまったくおこらず、センナ、大黄等の結腸刺激性の下剤を服用しないとまったく排便ができない人ということになります。後者を私はノン・リスポンス型の便秘、または無反応腸の便秘と呼んでいます。これらのタイプの便秘の人が、実は私の外来に多く訪れるのです。では、このような便秘に対してどのように対応しているかをお話ししていきましょう。

まずは、問診、触診などの診察によってある程度の便秘のタイプ（前述の五つのタイプのいずれかか、混合によるタイプ）を推測します。さらに大腸癌などの器質的疾患の有無や大腸メラノーシスの有無などを確認するために大腸内視鏡検査を受けていただきます。こうすることによって、より的確な治療がおこなえるのです。

具体的な治療としては、まず食事療法ですが、食物繊維をバランスよく摂取するために水溶性繊維を一、不溶性を二の割合で摂ってもらいます。簡単にいえば、水溶性食物繊維含有飲料水をお風呂上りにでも毎日飲んでもらいます。次に中心になる薬剤は酸化マグネシウムで、これを一日一〜二g程度服用してもらいます。これだけでは排便できないことも多いので、化学合成である結腸刺激性下剤の一種、ピスルファートナトリウム（商品名　ラキソベロン）を排便がなかった翌日には夜に服用してもらっています。この薬剤は大腸メラノーシスをおこしません。さらに、便意がない人が大半なので、朝ゆとりのある人には朝食の一時間後、ゆとりのない人には寝る二時間前に、前述の炭酸ガスを発生するレンカルホン坐薬を直腸内に挿入し、炭酸ガス発生後五〜六分我慢して、ガスを排出してもらっています。こうすることで、直腸内の壁が伸展し、直腸反射をおこす訓練になるのです。この訓練をすることで、便意が自力で出現するようになる人は、六ヶ月間で約五〇〜六〇％前後です。それだけ便意を取り戻すのは難しいのです。

一度便意を取り戻し、酸化マグネシウムで便をやわらかくして、直腸へ向かって排出できるようにしておけば、便意がスムーズにおこりさえすれば、自然な排便ができるようになります。これが根本的治療につながってくるのです。しかし、この過程は、言葉で書くのは簡単ですが、なかなか困難をきわめるのも事実です。

第Ⅴ章　過敏性腸症候群

過敏性腸症候群とは

この章では、最近新聞や雑誌などで見かける過敏性腸症候群という病気について述べていきます。

最近よく目にする光景に、朝の通勤ラッシュ時の駅トイレで順番を待つ長蛇の列があります。これは、ストレスなどが原因とされる過敏性腸症候群によるものだといわれています。この過敏性腸症候群に有効ということで、「ストッパ」という一般薬が、一時期話題となりました。

その他ではどんな場合に過敏性腸症候群がおこるのでしょうか。私のクリニックに来院する患者さんの話では、海外旅行の添乗員で、飛行機の発着時に緊張して腹痛・下痢が突然出現するなんていう人がいました。また、会議中に自分の発言が近づくと、腹痛・下痢が出現するという訴えで来院する人もいました。

では、この過敏性腸症候群という病気の定義とは、どのようなものなのでしょうか。それは、「腹痛または腹部膨満感と便通・排便異常を伴う機能性の腸疾患」と定義されています。

もうちょっとくわしく診断基準について述べると、二〇〇六年に発表されたローマⅢ分類では、過敏性腸症候群とは、最近三ヶ月間に①排便により軽快する、②便回数の変化を伴う、③便性状（便外観）の変化を伴う、の三項目のうち二項目以上を認め、最近月三日以上繰り返す腹痛あるいは腹部不快感を認める、とされています。ただし、診断までに症状発生後最低六ヶ月以上は経過しており、最近三ヶ月について診断基準を満たすものとなっています。

過敏性腸症候群には三つのタイプが指摘されています。第一に下痢型。これは軟便（泥状便）または水様便が二五％以上あり、硬便または兎糞状便が二五％未満のものです。次に便秘型。これは、硬便または兎糞状便が二五％以上あり、軟便（泥状便）または水様便が二五％未満のものとされています。混合型とは、硬便または兎糞状便が二五％以上あり、軟便（泥状便）または水様便が二五％以上のものとなっています。

外来でよく見かけるのは下痢型です。便秘型はどちらかというと慢性便秘症とオーバーラップするところが多く、非常にあいまいです。とかく日本で話題になることが多いのは、下痢型の過敏性腸症候群といえるでしょう。

この過敏性腸症候群は、外来診療をしていますと、けっこう見かける病気なのです。世界的なレベルでは、成人と思春期の全人口の一〇～二〇％が過敏性腸症候群の症状をもつと推測されており、女性の方が多いとされていますが、日本では男性の方が多いとされています。

過敏性腸症候群のおこるわけ

現在、過敏性腸症候群がおこる根本原因が完全に解明されたわけではありません。しかしいくつかのことがわかってきたので紹介したいと思います。

過敏性腸症候群がおこる主な原因としては、大きくわけて「消化管運動異常」と「消化管知覚過敏」が考えられています。またその他では、中枢神経系での痛み・刺激の処理の関与、神経伝達物質の関与、食事因子の関与などが指摘されています。

第一の大きな原因である消化管運動異常に関しては、大腸運動の分節運動（攪拌作用）と蠕動運動（腸管内容物移動作用）の異常による便秘と下痢との関連が推測されています。下痢型では、食事により蠕動運動が誘発されやすいため下痢が発生しやすいと考えられています。蠕動運動を支配している腸管神経叢（「第二の脳」）が何らかの障害をおこしていると思われるからです。逆に便秘型では食事により蠕動運動が誘発されず、遠位結腸（直腸よりかなり手前の上行結腸など）を中心に分節運動（腸がくびれたような収縮をおこす）が誘発されるため便秘が発生する、つまりコロコロの便になりやすいと考えられています。いずれにせよ、過敏性腸症候群の原因の多くは、これらの消化管運動異常が複雑に関与した結果ではないかと考えられているのです。

これらの説は、第二の脳について理解しているとわかりやすいでしょう。つまり第二の脳が関与している腸管の蠕動運動は、多くの食物繊維を摂取することで便の量を増やし、大腸が伸展し拡張することで改善することが可能となるのです。この第二の脳を活発にする薬剤としてセロトニン受容体刺激薬が開発され、その有効性が確認されています。また、第二の脳が大きく関与する、食後に認められる胃・結腸反射が、過敏性腸症候群の患者さんでは、過大・過長であることが報告されています。

第二の大きな原因である消化管知覚過敏では、消化管拡張に対する痛みの反応がより強く認められることが報告されています。内臓痛（腸管拡張）に対する反応が強くなっていると考えられるのです。これは、第Ⅱ章で「第二の脳」を解説したときに述べた、四℃以下の冷水に対して過敏に反応する大腸のことを思い出していただければわかりやすいと思います。この腸管の過敏性と過剰反応性が、過敏性腸症候群をおこす重要な因子の一つではないかと考えられているのです。

よく過敏性腸症候群はストレスによって引き起こされると書かれています。まるでストレスがすべてのごとく語られることが多いですが、ストレスは、原因というよりは重要な増悪因子なのです。これは、腸脳相関という考え方で説明されます。つまりストレスが脳神経と腸神経叢（第二の脳）に作用して、小腸・大腸の運動の亢進をおこしたり、消化管の知覚過敏を引き起こすことが認められています。

またこれらとは別に、感染後の過敏性腸症候群があります。腸が何らかの感染症にかかった後、過敏性腸症候群の症状が発生するものです。これと同様に、潰瘍性大腸炎との緩解期（病気が落ち着いた状態）を維持している患者さんの中に、大腸内視鏡検査でまったく炎症所見を認めないのに、下痢しやすい人がいます。これもおそらく同様の病態なのでしょう。このように心理的ストレス以外にもいくつも原因となる要素が考えられてきているのです。

ここでちょっと潰瘍性大腸炎についても説明しておきましょう。これは主として若い成人に認められることが多いのですが、小児や中年以降にも見られることがあります。ほとんどの例では、病変は大腸の直腸から始まり、ひどいと連続性に大腸全体をおかすことがある、原因不明の非特異性炎症性疾患です。自覚症状としては、頻回の下痢に始まる腹痛と粘血便で、再然、緩解を繰り返すのが特徴といわれています。大多数の患者さんは、抗炎症剤であるペンタサ錠やステロイド剤で症状が改善し、再然、緩解を繰り返しながらも、五年以上の経過が経ってくると症状が落ち着いてしまって、緩解維持する症例が増加してきます。しかし中には一〇年以上経って再然する症例もあり、そうすると大腸癌発生のリスクが高まることがあるので、この場合は要注意です。

根本的な治療法はあるのか

過敏性腸症候群の原因については、前にも述べたとおりまだはっきりと解明されていない点があり、心理ストレスから腸管自体の過敏、また第二の脳（腸神経叢）を含む自律神経系の乱れなどさまざまです。そこで問診や身体の触診、大腸内視鏡検査を含めた諸検査を施行し、何が根本的問題となっているかを考慮するのが重要です。

重大な病気につながるか?

過敏性腸症候群は、ローマⅢ分類の診断基準等で説明したとおり、大腸癌等の器質的疾患によるものは除外されますので、この症候群自体が悪性化してしまうということはありえません。しかし、私が以前に勤務していた松島クリニックで、何人かの患者さんで経験したのですが、持続する下痢を主訴とし、他施設で過敏性腸症候群と診断された人の中に、大腸内視鏡検査で小腸の一部まで観察することで、アフタ性病変を主体とする軽症クローン病を認めたことがありました。

クローン病とは、胃から小腸、大腸にもおよぶ、消化管の難治性炎症性疾患で、軽症であれば問診や注腸レントゲン検査等では発見できないことがあります。潰瘍性大腸炎と同様に、主として若い成人に認められますが、好発部位が回盲部（回腸末端部と盲腸、上行結腸）と結腸で、場合によっては口腔から肛門に至る全消化管に、潰瘍性病変を形成する可能性のある肉芽腫性炎症性疾患です。好発年齢は一〇代後半から二〇歳代で、徐々に発症する腹痛、下痢、体重減少、発熱などを主訴とし、他に血便、下血、肛門部病変（痔瘻）を認めることもあります。残念なことにクローン病を完治させる治療法は現時点では存在せず、栄養食事療法が主体となります。

ですから、三ヶ月中九日間以上認める下痢で、ローマⅢ分類で過敏性腸症候群が強く疑われるからと診断をうのみにすると、早期に発見することができたクローン病が、大腸内視鏡検査を施行しないため見過ごされる可能性があります。したがって、一度は大腸内視鏡検査で小腸まで観察し、問題がないことを確認することがポイントといえるでしょう。つまり、潰瘍性大腸炎やクローン病等の炎症性腸疾患が否定できれば、過敏性腸症候群は病状がコントロールしやすい病気なのです。

何科にかかればよいのか

過敏性腸症候群と考えられる人は、まずは消化器科もしくは胃腸科を受診するとよいと思います。そしてまず大腸癌や炎症性腸疾患（潰瘍性大腸炎やクローン病等）の可能性を除外し、器質的疾患を認めないことが、この病気を診断するうえで大きなポイントになります。

そして、心理的ストレスの関与が大きいのであれば、大学病院や総合病院などの心療内科へ相談するのも解決策につながるでしょう。

ただし、先ほどから述べているように、自覚症状だけで過敏性腸症候群と診断してしまうことだけは避けてください。心療内科を非難するわけではありませんが、一度は器質的疾患を疑い、その可能性を否定しておきたいのです。これは、一度は心療内科を志し、結局は大腸内視鏡専門医となってしまった私がいうのですから間違いないのです。

治療法

まずは、先ほどから述べているように他の腸疾患の可能性を除外したうえで、過敏性腸症候群の診断がついたのであれば、生活の中で何が症状を引き起こしているかを見つけることが治療のポイントとなってきます。

たとえば、朝出勤時や登校時に、自宅で排便をした後でも、移動の途中に腹痛や腹部膨満感の症状が出現するような人に対しては、朝食を会社や学校についた後に摂るようにするなどということから始めてみます。こんなことでも、軽症の人であれば、症状は改善するものです。これでもなかなか症状が改善しないのであれば、薬物療法も併用します。

私がまず試みるのは、漢方療法では下痢に有効な半夏瀉心湯や人参湯です。さらに最近では、薬の服用で便の性状がある程度コントロールできるポリカルボフィルカルシウムの有用性も指摘されています。過敏性腸症候群の場合、下痢型でも便秘型でも基本的には食物繊維を多く摂取することが大切ですが、水溶性食物繊維と不溶性食物繊維をバランスよく摂取することがポイントです。つまり下痢型では不溶性をやや多く、便秘型では水溶性をやや多くすることです。あきらめないで治療していくと、かなりの人の症状が緩和できるのです。

第Ⅵ章

大腸ポリープと言われたら

大腸ポリープとは

最近、よく耳にする言葉に大腸ポリープがあります。ポリープというと、何となく悪い病気のイメージがありますが、そうなのでしょうか。ここでは、そんな疑問に対してわかりやすく解説していきます。

大腸ポリープと癌を混同してしまうイメージがあるのですが、ポリープというのは隆起している病変を全部さすので、良性も悪性も含まれるのです。

ポリープを大きく分類しますと、強い炎症の傷あとのような形で残る炎症性ポリープ、組織が良性の変化である過形成性ポリープ、それと腫瘍性の腺腫性ポリープです。炎症性ポリープと過形成性ポリープは癌化の恐れはほとんどありません。癌化の可能性があるのは、ポリープの中でもっとも多い腺腫性ポリープです。

この腫瘍性ポリープを見た目の違いで分類すると、盛り上がっている隆起型、盛り上がりがなくほぼ平らな平坦型、陥凹している陥凹型に分類されます（図6参照）。隆起型と平坦型には良性と悪性があり、良性のものがポリープ（腺腫性ポリープ）、悪性のものが癌です。ポリープは良性とはいえ、五㎜以上になると癌化の危険性が出てきますので、注意が必要です。また陥凹型の腫瘍は、癌である（または癌になる）確率が高いといわれます。

このようにポリープを一言で説明すると隆起している病変の総称なのですが、こと細かく説明していくとちょっと複雑なので、ポリープ＝イコール癌という誤った考えが信じられてしまうのもわからないでもありません。

［図6］癌とポリープ

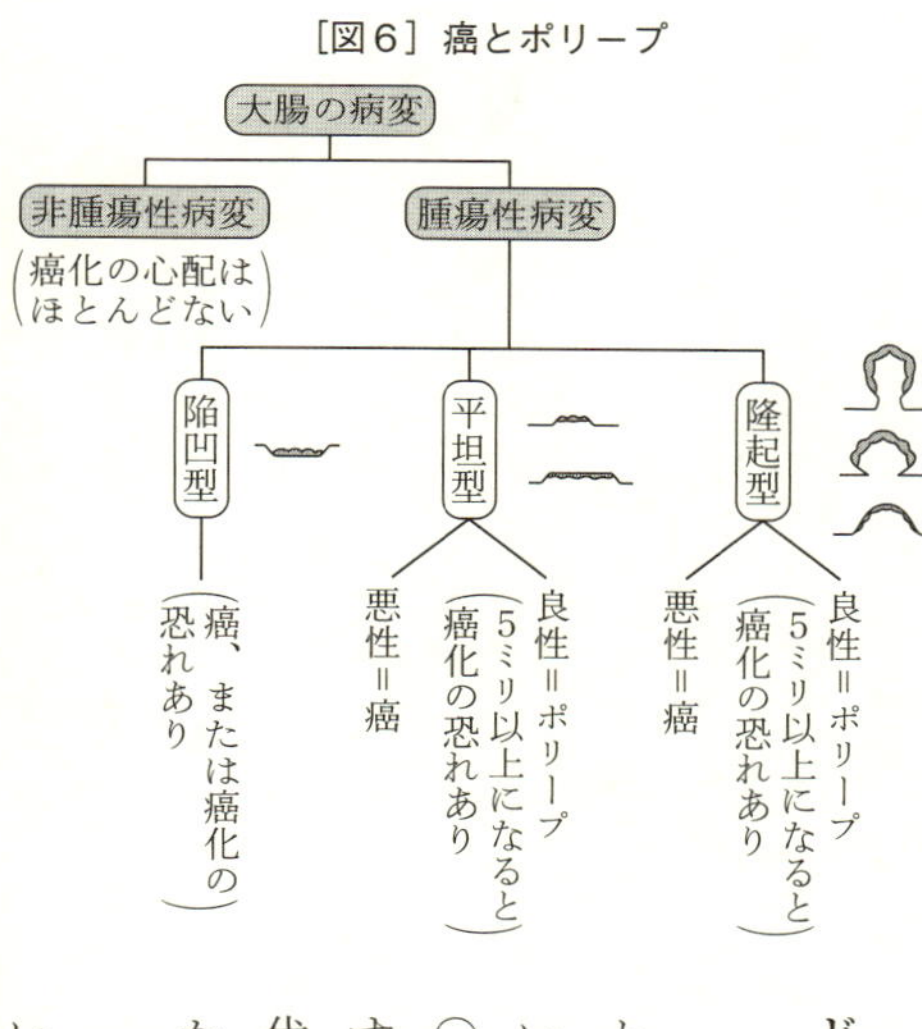

どこにできるのか、なぜできるのか

ポリープのほとんどは大腸の中でも直腸とS状結腸、つまり老廃物が蓄積されやすい場所に起こります。発生頻度も高く、五〇～六〇代では約三割もの人に見つかります。最近では若い人の発症率も高く、四〇代に入るとかなりの確率でポリープが見つかります。

腺腫性のポリープがなぜ発現するかについては、遺伝子の異常が関与するところまではある程度つきとめられていますが、その大もととなる発現因子まではわかっていません。つまり、腺腫性ポリープの原因は、多くは環境因子である食事性因子が大きく関与しているのではないかといわれていますが、いまだ原因は不明なのです。いっぽう過形成性ポリープや炎症性ポリープについては、その多くは何らかの腸の炎症が引き金となっておこってくることは間違いなさそうです。

大腸癌の元なのか？

大腸ポリープ（腺腫性ポリープ）がすべて癌に移行するかというと、そういうことはありません。腺腫から癌に移行する率は三〇〜八〇％までと、本で調べてみるとものすごく幅があるのです。はっきりとしたデータがないことの表れといえます。

ではどのようなポリープが問題なのでしょうか。松島クリニックに勤務していたときの同僚、鈴木康元医師の論文データによると、一〇㎜以上の隆起型及び平坦型の担癌率（ポリープに癌細胞が含まれている率）は五〇％前後の高率となってきます。

また、これはポリープとはいえない陥凹型の腫瘍性病変は高率に癌になっているという報告があります。ですからポリープの種類が腺腫性などの腫瘍性ポリープで、五㎜以上であれば注意が必要です。逆にそれ以下であれば癌の危険性が低いので経過観察ということになります。

欧米の研究の中には、ポリープを切除した人は切除しなかった人に比べて大腸癌の発生率が明らかに低くなるという報告があります。また以前の厚生労働省の調査でも、切除した人で五年の間に癌が発生した人が〇・七％だったのに対して、切除しなかった人では五・二％という差がでています。この問題に関しては国立がんセンターで、五ヵ年計画の大規模な調査がおこなわれている最中です。

さて大腸内視鏡検査で見つかった病変が癌なのかポリープなのか、専門医であればおよその見当はつきます。大腸のポリープの多くは上皮性であり、ポリープの大きさ、色、形、表面の模様などにその組織のさまざまな特徴が認められるため、肉眼的な診断が重要となってくるのです。

また、最近では大腸の表面を一〇〇倍程度まで拡大できる拡大内視鏡を用いて、大腸の表面構造を観察する方法もおこなわれています。正常な大腸の表面構造には、大腸腺窩と呼ばれる楕円形の比較的均一な線口（ピットと呼ばれる）が認められます。腫瘍性ポリープでは、このピットが正常よりも小さかったり、長かったり、表面のピットに規則性がなく不整に見えたりします。さらに、ピットが無構造に見えたら、悪性腺癌等も疑うとされています。このように、拡大内視鏡を用いて、肉眼所見から腺癌性ポリープかどうかを鑑別することが試みられています。

しかし、最終的には、大腸内視鏡検査で病変が見つかった場合は、病変の組織の一部を採り、組織学的検査をおこなうことが確定診断になるのです。一般的には、検査の結果が腺腫性ポリープなら、それを切除するかどうかということになります。この対象となるのが、隆起型の腺腫なら直径五㎜以上のものです。直径五㎜以下なら癌の確率が非常に低いので、一般的には切除しません（しかし、数は少ないものの五㎜以下の癌も実際には存在します）。そのかわり、一～三年後に大腸内視鏡を用いて経過観察をきちんとおこなうことが大切です。

検査と切除の基準

大腸ポリープの発見にもっとも有効なのは、大腸内視鏡検査をおこなうことです。しかし、施設によっては、まず最初に注腸X線検査（大腸内にバリウムを入れて大腸をうつし出す方法）をおこなうことがあります。注腸レントゲン検査によって大腸ポリープの有無や位置を確認したうえで、次のステップとして大腸内視鏡検査をおこなうという手順です。この方法は従来からおこなわれてきたもので、決して間違いではありません。一つには、一日に施行できる大腸内視鏡検査の数はどの病院でもほぼ確定しており、それ以上はよほどのことがないかぎり（たとえば下血などで緊急に大腸内視鏡検査をおこなわなければならないなど）増やすことはできないのが現状です。したがって、注腸レントゲン検査である程度ふるいにかけ、病変の存在が疑われる症例のみが大腸内視鏡検査へ進むといった具合でした。

しかし、これでは病変がある人にとっては、二度の検査を受けることになり、しかも医療費は二倍以上支払うことにもなってしまうのです。そうしたことから、私が一〇年間勤務していた松島クリニックでは、開院した時（今から約一五年以上も前）から、大腸検査の第一選択として大腸内視鏡検査をおこなってきました。注腸レントゲン検査は、大腸癌等の位置を確認するためにしか施行されず、全体から見れば少数例でした。

負担額が半分で、しかも大腸病変の発見精度は高く、鎮静剤・鎮痛剤を用いた苦痛の少ない大腸内視鏡検査でしたので、患者さんには大変好評でした。現在では一年間に一万八〇〇〇件の検査をおこなっているという状況なので、数からいえばたぶん日本一だと思います。

私自身も、自分のクリニックで同じスタイルで、第一選択として苦痛の少ない大腸内視鏡検査を施行し、大腸癌の早期発見に努めています。

大腸内視鏡検査で発見されたポリープが腫瘍性ポリープであるとすれば、どうすべきでしょうか。先ほどから述べているように、直径が五㎜以下のものであれば、一般的には切除せず一～三年後に経過観察ということになります。ただし、それ以下のポリープでも、「残しておくのは心配だから」と患者さん自身が希望された場合は、切除することがあります。

反対に、年齢（高齢）や患者さんの状況によっては、五㎜以上のポリープでも経過観察する場合があります。これは内視鏡による切除もある意味で手術には変わりがないので、体に負担がかかることがあるためです。

なお、大腸内視鏡検査時に見つかったのが小さいポリープで、患者さんが切除を希望されている場合や、医師が切除が必要と判断して患者さんの許可を受けた場合には、検査時に同時に切除することもあります（この場合でも、組織学的検査に出して、良性／悪性の確認をします）。

私自身は、初回の大腸内視鏡検査時にはポリープの切除は施行していません。というのは、患者さんの切除後の生活のスケジュールなどがはっきりしないと、切除後の出血や穿孔などの危険性があるためです。したがって二回目の検査時以降、患者さんの希望や同意を得て、安全確認したうえでポリープを切除するようにしています。なお、検査の結果癌であった場合、深達度（癌細胞がどの程度まで深く侵潤しているか）によって、その後の治療法が変わってきます（第Ⅶ章で詳細に述べます）。

内視鏡手術

では、次に内視鏡手術の方法について述べていきます。

大腸内視鏡検査でポリープなどの病変が見つかった場合、内視鏡で切除する方法には次の三つがあります（一一五ページの図7）。第一に、ポリペクトミー（内視鏡的ポリープ切除術）。これは、内視鏡の先端から伸ばしたスネア（ループ状のワイヤ）を、ポリープのくびれた部分にかけ、ワイヤに高周波電流を流して焼き切る方法です。大腸の粘膜から盛り上がった病変に用いられます。

第二に、内視鏡的粘膜切除術（endoscopic mucosal resection：EMR）。この方法は、病

変部位の粘膜の下に液体（主に生理食塩水等）を注入して、人工的にポリープ様の盛り上がりを作りだしてから、ポリペクトミーと同じ方法で焼き切る方法です。この方法によって、比較的平坦な病変でも切除ができるようになりました。

第三に、ホットバイオプシー。これは、ごく小さなポリープに用いられる方法です。内視鏡の先端から伸ばした鉗子でポリープをつまみ、その状態で鉗子に通電してポリープを焼き取ります。

以上のような方法は、入院、それとも日帰りで可能なのでしょうか。日帰り手術は、体への負担が少なく、日常生活にすぐに復帰できること、経済的負担が少ないことなどメリットも多く、希望する患者さんが多くなっています。

大腸ポリープの内視鏡手術が日帰りでできる施設が増加しており、私のクリニックでもたくさんの患者さんが受けています。日帰り手術の対象となるのは、内視鏡で切除できるポリープのうち、基本的には一回で取りきれる比較的小さいものです。施設により方法が異なりますが、五㎜から二㎝大までで、数も多くとも五個以内、という所が多いようです。私のクリニックでは、直径一㎝までを対象にしています。

日帰り手術のニーズが高まる一方で、帰宅してからのトラブルがおこった場合を心配する声があることも事実です。しかし、術後の管理をきちんとすれば、大きな心配はいりません。どんなことに気をつければよいかといえば、まず内視鏡的手術後は、二時間程度安静にしていただき、血圧の低下や下血、腹痛がないことを確認します。内視鏡手術というと患者さんにも手術を受けた実感がなかなかわかないものですが、手術であることには変わりはありません。そこで私のクリニックでは、ポリープを切除した当日と翌日の昼まで絶食として、大腸への負担を減らすようにしています。

なお、帰宅後二～七日間は安静が必要で、お酒や過激な運動も避けてもらっています。食事に関しては、術後七日目までは、消化のよいお粥やうどん、豆腐などをとってもらいます。さらに手術後二～三日間は入浴も控えます。また、

［図7］内視鏡による病変の切除法

①ポリペクトミー

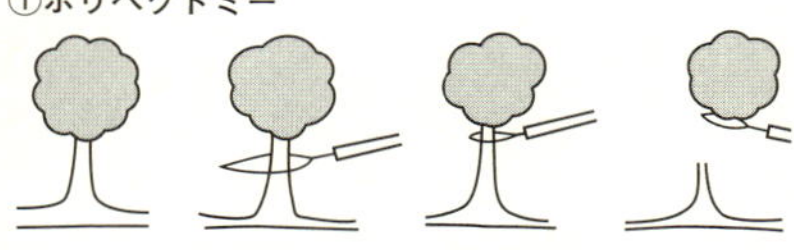

スネア（ループ状のワイヤ）を病変にかけ、スネアに高周波電流を流して焼き切る。いぼ状のポリープに使う。

②内視鏡的粘膜切除術（EMR）

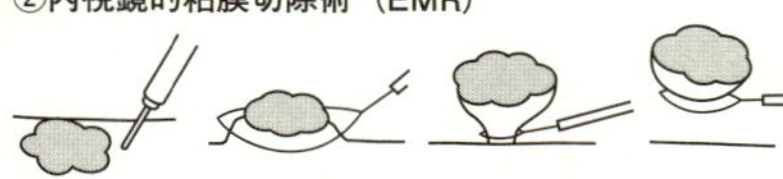

平坦な病変に液体を注入して盛り上がらせ、ポリペクトミーと同じようにスネアをかけて焼き切る。

③ホットバイオプシー

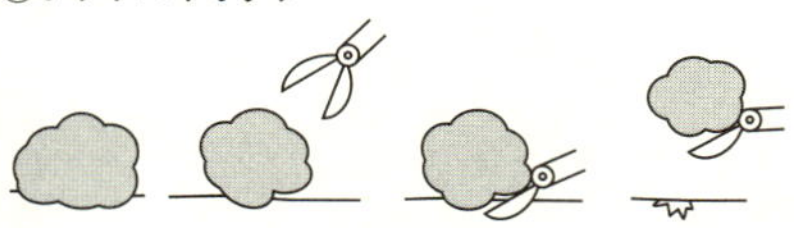

鉗子で病変をつまんで焼き切る。小さなポリープに使う。

日常生活では、お腹に力がかかることや重い荷物を持つことは避けます。

以上、大腸の検査法ならびに治療法について述べてきましたが、これは、大腸ポリープや大腸癌とも共通することが多い内容なのです。

第Ⅶ章　大腸癌

大腸癌はなぜ増加し続けるか

次に最近なにかと話題になる大腸癌について述べていきます。

大腸癌は、わが国で増加の著しい癌の一つです。その証拠に、二〇〇三年（平成一五）の癌死の中で、大腸癌は、女性では第一位となり、男性でも四位という結果でした（図8）。その増加は、日本人の食生活の欧米化によると説明されています。大きな原因の一つに「脂肪の多い食事」があげられます。他にも運動不足やタバコなど、いくつかの原因が指摘されていますが、はっきりしたことはわかっていません。

大腸癌といえば、肉食などとの関係が指摘されていることから、欧米型の病気というイメージが強いかもしれません。たしかにアメリカでは、〇三年に大腸癌にかかった人は一三万五〇〇〇人、大腸癌で亡くなった人は五万六〇〇〇人と多く、男女合わせた死亡数でみると死因の第二位を占めています。しかし一方の事実として、信じられないかもしれませんが、現在大腸癌で亡くなる率は、アメリカ人より日本人の方が高いのです。逆転したのは一九九〇年代後半からで、現在も逆転したままです。

さらに、男性の大腸癌の死亡率が、日本では人口一〇万人に対して三四人まで増加していますが、アメリカでは逆に二四人前後まで減少してきているのです。アメリカで大腸癌の死亡率が減少しているのは、食事を中心とした予防医学と早期治療が功を奏しているためといわれていますが、いま一つ不明です。確かにアメリカでは、政府や民間団体がさかんに大腸癌予防キャンペーンをくり広げてきました。

［図８］主な癌による死亡率の推移

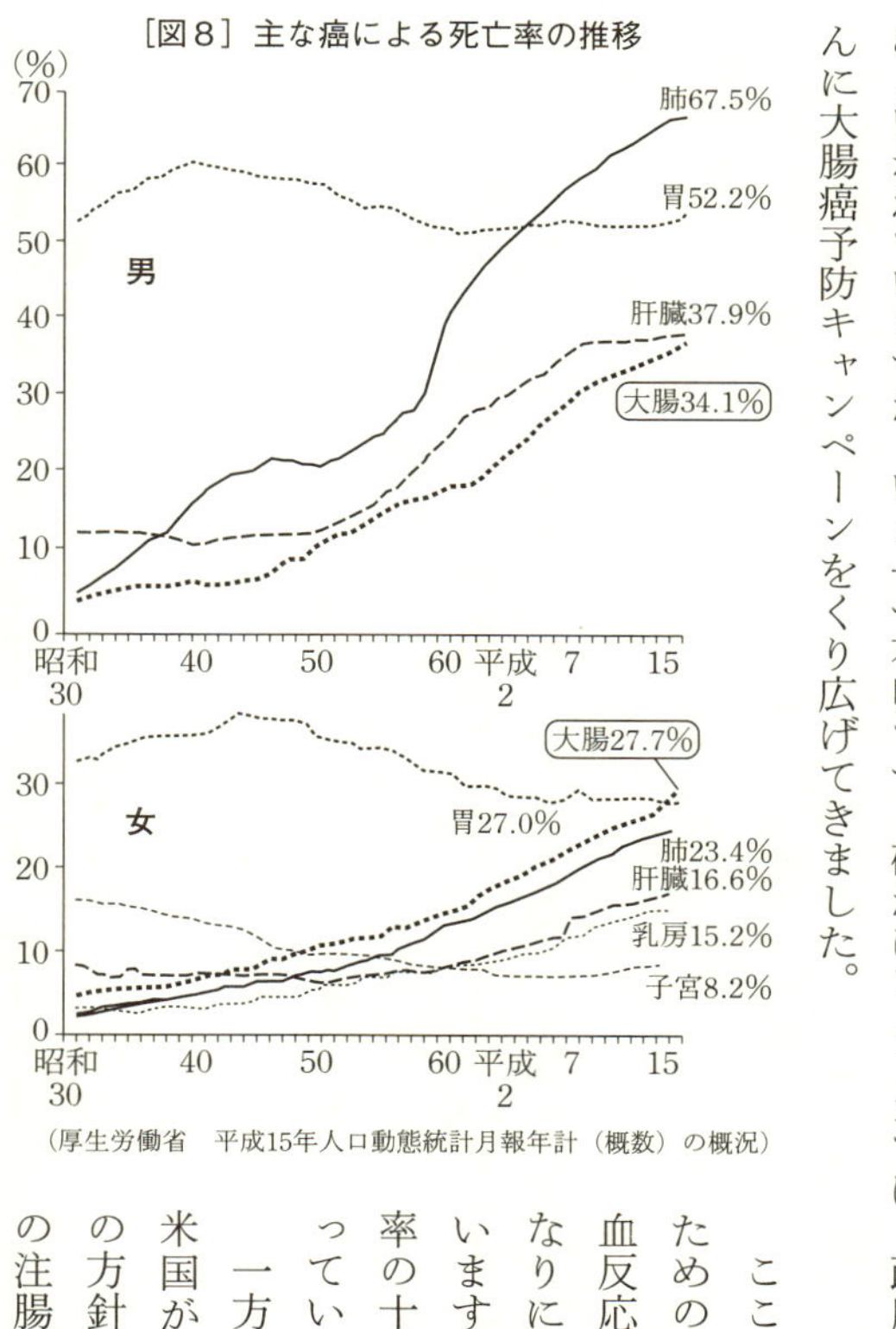

（厚生労働省　平成15年人口動態統計月報年計（概数）の概況）

ここ日本では、予防のための検査法として便潜血反応が活用され、それなりに成果をあげてきていますが、大腸癌の死亡率の十分な抑制にはいたっていません。

一方、アメリカでは、米国がん協会（ACS）の方針として「五年ごとの注腸X線検査」や「一

○年ごとの大腸内視鏡検査」など、五通りもの診断法をすすめていて、必ずいずれかを受けるようにアドバイスしています。このうち、もっとも精度が高い検査として認められているのが大腸内視鏡検査です。

なお、日本では先ほども述べましたように、数年前より検診時に便潜血反応をおこなうようになってきました。特に六五歳以上の高齢者におこなわれることが多い市町村の検診に便潜血反応は組み込まれていたのですが、私がクリニックを開業している東京都立川市では、○六年度の検診より便潜血反応検査は有料のオプションとなりました。これは、大腸癌が増加している事実を知りながらも、早期発見の機能を一歩後退させることであり、国や自治体の方針を疑わざるをえない実情となっています。

大腸癌の発育モデル

最近の大腸癌の発生に関する研究は、癌発生に関する遺伝子の解析が進んできて、さまざまなことが判明してきました。大腸癌の発症の経路は大きく分けて、良性腫瘍から発生する adenoma-carcirona sequence と、腺腫成分を伴わない癌が腺腫を経ずに正常粘膜上皮から直接発症するデノヴォ癌があり、後者のタイプの癌は、平坦陥凹癌が多く認められます。経路に関してはこの二つのタイプが有力ですが、一方で大腸癌を引き起こす根本的原因はまだ解明されていません。

いまのところ原因として考えられているのは、環境因子と素質因子です。そして環境因子の中でも食事因子の関与が大きいといわれています。

大腸癌の発育は第Ⅱ章で説明したとおり三段階にわかれています。まずは、誘発因子（イニシエーション）が働いて癌が出現し、さらに癌を大きくさせる促進因子（プロモーション）、発育因子（プログレッション）が関与して大腸癌は増殖していくといわれています。このイニシエーションを誘発する因子が不明なのです。ただし、イニシエーションを抑制する因子としてアスピリン等が有効であることがわかってきました。

また、プロモーションとしては、n－6系の脂肪酸の一つであるリノール酸（サラダオイル、ゴマ油、マーガリン等に多く含まれる）の関与がクローズアップされてきています。逆にプロモーションを抑制する因子として、n－3系の脂肪酸の一つであるα－リノレン酸や、食物繊維の関与などが指摘されるようになりました。つまり、プロモーションに関しては、食事内容をある程度考慮することで、抑制できる可能性がでてきたのです。すなわち、積極的にα－リノレン酸やエイコサペンタエン酸（ＥＰＡ）を多く含む魚を摂取し、食物繊維含有の多い穀物や野菜をとり、リノール酸を多く含むサラダオイルやヒマワリ油をやめて、オレイン酸を多く含むエキストラバージン・オリーブオイル摂取に変えることなのです。

生活習慣とのかかわりは

先ほどから述べているように、大腸癌は、一般に遺伝よりも環境の影響の方が強いといわれています。東南アジアやアフリカでは少ない一方、オセアニア、北米、ヨーロッパといった先進国で大腸癌の発症率が高いといわれています。日本もいまや世界的な高率国ですが、いくつもの検討から、脂肪や肉類の摂りすぎが大腸癌の発生を高める要因であることは、ほぼ確実なようです。特に豚肉や牛肉の赤身を多く摂ると大腸癌になりやすく、一日の摂取量を八〇g以下に抑えたほうがいいという研究者もいるのです。

一方、魚は積極的に食べたほうがよいといわれています。大腸癌の発育する因子には、前述の脂肪酸の中のリノール酸と、魚の脂肪に多く含まれるEPAのバランスが関与しているといわれており、魚が癌を抑制する因子として働くことがわかっているからです。

また、脂肪や肉類を摂りすぎると、カロリー摂取が多くなり、肥満になってしまいますが、肥満の人は大腸癌のリスクが高いという報告があります。そして、飲酒も大腸癌のリスクとなります。多くの研究で、アルコールの摂取量が多いほど大腸癌の発症率が高くなるとされており、特にビールにリスクが高いようです。また、適度な運動が大腸癌を予防するという結果も出ています。

現在の二〇〜五〇歳代の働きざかりの人々のライフスタイルを見てみると、肉食中心で野菜は不足気味、移動には車やエレベーターを使い、家ではパソコンに向かう生活、さらにはお酒が大好き、などという人が多いのではないでしょうか。まあ、現代人はみんな、大なり小なりこれに近い生活をしているのではないかと思います。つまり、現代人は誰もが大腸癌のリスクをもっているといっても過言ではないのです。

［図９］大腸癌の深達度

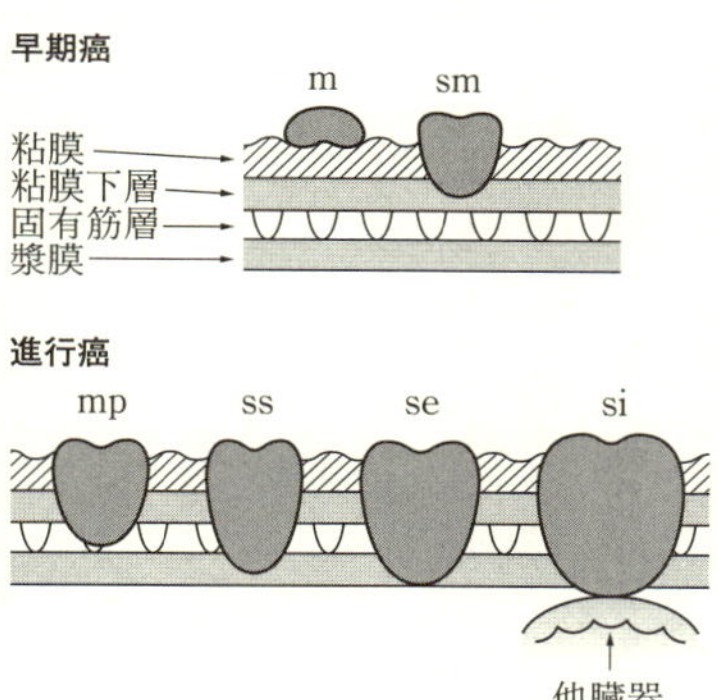

大腸癌の分類

大腸癌は、大きく分類して早期大腸癌と進行癌に分けられます。この分類は大腸癌の深達度（癌の深さ）によって、前ページの図9のように分類されます。この深達度の違いによって転移するかどうかが深く関わってくるので大変重要なのです。「大腸癌取り扱い規約」では、深達度によって、次の六つに分類しています。

①深達度m　癌が粘膜層にとどまり、粘膜下層に及んでいない（粘膜癌）
②深達度sm　癌が粘膜下層にとどまり、固有筋層に及んでいない（粘膜下層癌）
③深達度mp　癌が固有筋層にとどまり、これを越えていない
④深達度ss　癌が固有筋層を越えているが、漿膜表面に出ていない
⑤深達度se　癌が漿膜表面に露出している
⑥深達度si　癌が直接、他の臓器に浸潤している

日本では②の粘膜下層癌までを「早期癌」と呼んでいます。また、smに関してはさらに細かく分類され、sm1abc、sm2、sm3まで分類されています。このうち深達度の浅いsm1b段階までは内視鏡による切除が可能です。また、sm1bまでは、脈管への浸潤やリンパ管浸潤、リンパ管転移のおこらないぎりぎりの限界といわれています。この部分の判

断は予後に非常に重要となってきます。一方、癌が固有筋層以下まで進んだもの（③以上）が「進行癌」とされます。

［図10］早期大腸癌が起こりやすい部位

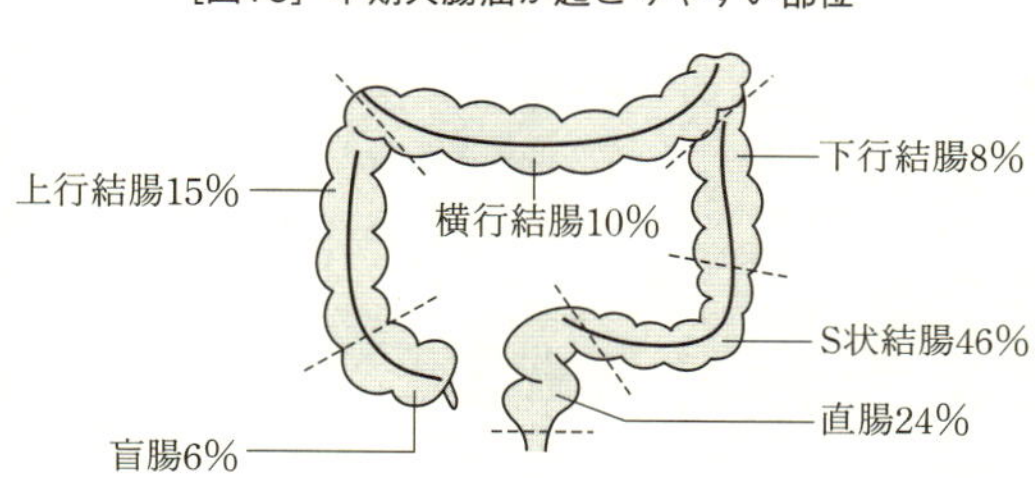

（松島クリニックにおいて松生調査、複数回答あり）

大腸癌の自覚症状

便秘は大腸癌の原因となる可能性があるばかりでなく、大腸癌そのものの症状である場合もあります。癌がある程度大きくなると、その表面から出血が起こり、便に血液が混在するようになります。それと同時に大腸の内腔が狭められるので、便の通過障害もおこってきます。そのため、「便が細くなる」、「排便の後も便が残っているような感じがある」といった排便異常が見られるようになるのです。これらの症状は、進行癌に多く認められます。

便秘が急におこることもあります。下痢と便秘を繰り返したり、便通が不規則になったりという症状もよくあります。しかし、こうした自覚症状は、癌が肛門から近い直腸やS状結腸にできた時に特に気づきやすい症状なのです。もっと小腸に近いところでは、出血が起きていても、肛門から遠く離れているため血便が発見されにくく、気づかないことのほうが多いのです。

表3に示すように、実際私が五二四人の早期大腸癌の主な自覚症状についてうかがった調査でも、五割以上の方が「自覚症状なし」と答えています。この結果から考えると、大腸癌の早期発見には、定期的に検査を受けることがとても大切であることが、おわかりいただけると思います。

［表3］早期大腸癌患者524人のおもな自覚症状

症状	人数
便秘	103人（20%）
軟便～下痢	103人（20%）
下血	41人（8%）
便潜血検査陽性	27人（5%）
自覚症状なし	324人（62%）

（松島クリニックにおいて松生調査、複数回答あり）

予防と早期発見

次に大腸癌の予防と早期発見について述べていきます。

大腸癌の早期発見の一つの方法として、よく知られているのは「便潜血反応」です。これは、専用の容器に少量の便を入れて提出し、便の中に血液が混じっていないかを調べる検査です。癌やポリープなどで消化管から出血があると、便の中に血液が混じります。大量の出血がある場合は、便の色が赤くなったり、黒いタール便となったりするので、肉眼でもわかりますが、少量の出血ではまずわかりません。便潜血検査では、こうした肉眼では確認できないごくわずかな血液を検出します。便潜血検査で陽性反応が出た場合、大腸癌やポリープが疑われるので、第二段階の検査として、大腸内視鏡検査や注腸X線検査などがおこなわれることになります。

便潜血反応で陽性になるのは、進行癌で四分の三程度、早期癌では半数にも満たないといわれています。つまり、早期癌やポリープなどを伴わない平坦な癌では出血しないこともあるので、便潜血検査が陰性だからといって、大腸癌ではないとはいいきれません。

では、便潜血反応や注腸X線検査で一見みすごされてしまう癌を見つけるにはどうすべきなのでしょうか。それは現時点では、大腸内視鏡検査を受けることがいちばん有効なのです。大腸の中を直接見ることができる大腸内視鏡検査は、大腸癌の検査としてたいへん精度が高いといわれています。実際のデータでは、大腸内視鏡検査で癌が見つかった人のうち、便潜血検査で陽性と出ていた人は四七％しかいなかったという報告があります。また、深部結腸癌の診断精度では、注腸X線検査の七〇％台に対し、大腸内視鏡検査では九八・六％と大きな開きがでています。

私が以前勤務していた松島クリニックの同僚であった鈴木康元医師らの研究について、簡単に説明したいと思います。鈴木医師らは、一九九二年から九八年にかけて、同クリニックに大腸癌検査で来院した三万一〇七〇例から見つかった浸潤癌一〇一七例を対象に、大腸癌検診の効率的な方法について、便潜血検査と問診を併せた検査法と、大腸内視鏡を比較検討しています。ここにでてくる浸潤とは、粘膜下層から深部に浸潤(下にもぐること)している癌を指します。

鈴木医師らは、さまざまな統計から、便潜血検査と問診による大腸癌の発見率を大腸癌検査受検者中〇・五%とカウントし、これ以上の発見率であった場合には大腸内視鏡検査が有効として、この一〇一七例を分析しました。その結果、男性では一回目の大腸内視鏡検査で癌が発見できた人は三・三七%、女性では二・九九%と、六〜七倍も高い発見率であることがわかりました。このように、大腸内視鏡検査は、他の検査に比較して、高い発見率を認めています。また鈴木医師らは、初回で異常がなかったら、内視鏡検査については五年に一回程度でよいのではないかと述べています。

現時点で大腸癌の原因は不明なので、どんな食事療法や予防法をしようと防ぎきれるものではありません。となると、大腸癌に関しては、最大の予防法は大腸内視鏡検査を受けることが、現時点でベストということになりそうです。

ただし、大腸内視鏡検査にはデメリットもあります。①内視鏡押入時に苦痛をともなう場合がある、②検査の前に飲む下剤が苦痛という人もいる、③ごくまれに事故（内視鏡検査で腸管から出血したり、腸壁に穴があく穿孔事故がおこることがあり、確率としては〇・〇三％程度）がある、等です。③に関しては、熟練した医師（検査件数一万件以上）であれば、その確率が低くなります。以上のようなことを考慮しても、現時点で大腸癌の予防法に関しては、大腸内視鏡検査がもっとも有用なのです。

では、食事や日常生活に注意しても大腸癌の予防にはまったくならないかというと、そんなことはありません。それは次ページの表4にあげた、米国対癌協会が発表した「癌患者の食生活指針」からもいえるでしょう。前立腺癌、乳癌、肺癌と比べて、消化器癌（大腸癌）では、野菜と果物を増やす「ベジタリアンの食事」が「おそらく利益がある」とされて推奨されています。運動量を増やすことも同様なことがいえそうです。

最近、食物繊維をとっても大腸癌の予防にはならないという報告がいくつも見られるようになってきました。しかし、二〇〇三年のヨーロッパ一〇ヶ国五二万人の大規模な調査では、平均食物繊維摂取量が一日一三ｇの群に対して、女性では三二ｇ、男性では三六ｇ

［表４］癌患者の食生活指針

要因	前立腺癌	乳癌	肺癌	消化器癌（大腸癌）
食品衛生（調理時の衛生）や冷蔵保存など	A1	A1	A1	A1
治療期間中の意図的な減量（肥満の場合）	E	E	E	E
回復後の意図的な減量（肥満の場合）	B	A2	B	A3
脂肪を減らす	A3	A2	B	A3
野菜と果物を増やす	B	A3	A2	A2
運動量を増やす	A3	A2	B	A2
アルコールを減らす	B	A3	B	A3
断食療法	D	D	D	D
マクロビオティック療法	C	C	C	C
ベジタリアンの食事	A3	A3	A3	A2
亜麻仁油	B	B	B	B
魚油	B	B	B	A3
しょうが	B	B	B	B
大豆食品	C	C	B	B
お茶	B	B	B	B
ビタミンとミネラルのサプリメント	A3	B	C	B
ビタミンEのサプリメント	A3	B	B	B
ビタミンCのサプリメント	B	B	B	B
βカロチンのサプリメント	C	C	E	C
セレン	A3	B	A3	A3

A1　利益が証明されている
A2　おそらく利益があるが、証明はされていない
A3　利益の可能性があるが、証明はされていない
B　利益やリスクについて結論するだけの十分な知見がない
C　利益の可能性を示す知見と有害な可能性を示す知見が両方ある
D　利益がないことを示す知見がある
E　有害なことを示す知見がある

（2001年、米国対癌協会）

の群で、明らかに大腸癌発生の危険が減っているという結果も出ています。したがって、食物繊維の大腸癌予防効果には、まだ明らかになっていない点があるのです。

ただし、大腸内視鏡専門医の立場から言わせていただくと、肛門から約四〇cm、つまり便がたまりやすい直腸からS状結腸にかけての位置に、大腸癌のうち約七〇％が存在することは間違いないので、老廃物を早く外に出すことが大腸癌予防のポイントということであれば、多数の食物繊維を摂って、老廃物を早く外に出すことが望ましいと考えられるのです。これが現在、私個人が考えている意見なのです（いずれ大腸癌の発症原因がわかれば、予防に関してもより明確になることでしょう）。つまり、食事内容を注意することも予防の大きなポイントになることは間違いなさそうです。

大腸癌の治療

大腸癌は、その進行度合いによって治療法が異なります。大腸癌の分類のところでも述べましたが、癌が粘膜下の一部にとどまっている深達度sm1b以内の早期癌であれば、内視鏡で切除は可能です。切除した断面に癌が発見されなければ、すべて無事に切除できたことになります。しかし、癌が深くまで浸潤した癌では、腹腔鏡手術や開腹手術が必要に

［図11］腹腔鏡手術

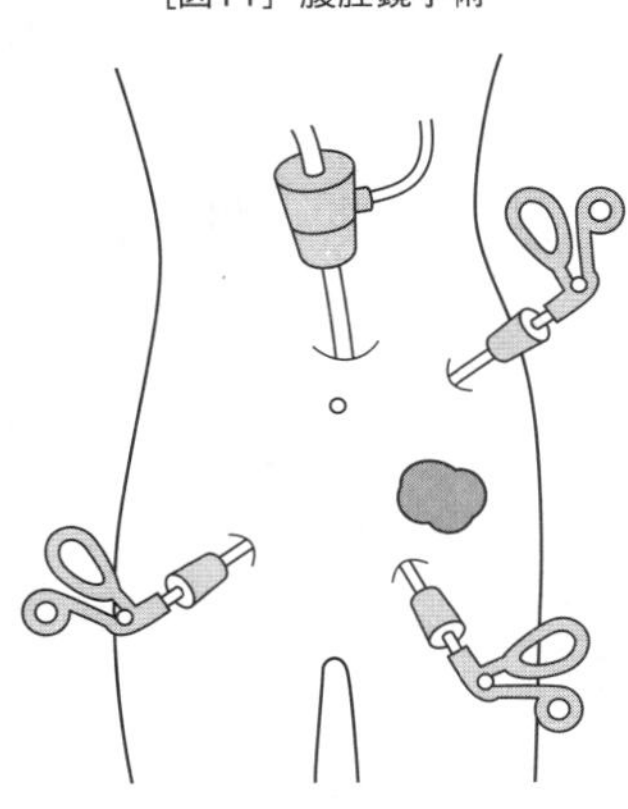

お腹に3、4個の穴を開けて腹腔鏡を入れ、癌のある部分の大腸を剥離して引っ張り出し、切除し、縫い合わせて戻す方法。癌が盲腸、上行結腸やS状結腸、上部直腸に位置するケースでおこなわれる。内視鏡的治療が困難な大きなポリープや早期癌が、腹腔鏡手術の対象と考えられている。

なります。内視鏡的に切除が可能な早期大腸癌の切除法は、基本的に大腸ポリープの項でお話しした内視鏡的結腸ポリープ切除術（ポリペクトミー）や内視鏡的粘膜切除術（EMR）でおこなわれます。

では、内視鏡で取りきれない大腸癌は、どのようにして切除すべきなのでしょうか。まず比較的早期で深く浸潤していない大腸癌に対しては、図11に示すような腹腔鏡手術が積極的におこなわれています。その方法は、まず炭酸ガスで腹部を膨らませて、お腹に三、四個の穴を開けます。ここから腹腔鏡を入れ、癌のある部分の大腸を周囲から剥離して引っ張り出し、切除して、縫い合わせて戻します。これは全身麻酔下でおこないます。癌を一ヶ所摘出すると、四〜六cm程度の傷になります。小さな傷口で切除が可能ですので、術後の痛みも少なく、術後七日前後で退院できるなど、負担の少ない手術といえます。

進行した癌の場合は、やはり開腹切除ということになります。この判断は外科医の技量によるところが大きいので、内科医の私が線引きすることは難しいところです。実際の手術法ですが、結腸癌と直腸癌とでは方法が異なります。結腸癌では、癌のある部分を三〇～五〇㎝くらい切除し、それぞれの切り口をつなげます。この方法を結腸切除術といいます。大腸癌の転移はリンパ節にもっとも多いので、同時に周囲のリンパ節を郭清して終了です。

直腸は骨盤の中にあり、周囲には前立腺や膀胱、子宮や卵巣などの臓器があります。さらに骨盤内には排便や排尿、性機能など重要な機能を支配する自律神経があり、それを傷つけると排尿ができなくなったりします。このため直腸癌の手術は細心の注意が必要なのです。直腸癌の手術法は、開腹直腸切除術と呼ばれ、癌が肛門付近なのか、結腸に近い部位なのかで切除方法が異なります。

直腸のすぐ下は肛門で、そこには肛門括約筋があり、これを損傷すると肛門が使えなくなります。以前は肛門から指を入れて触れる位置の癌は、すべて直腸を全部切除して、人口肛門を作る手術がおこなわれていました。しかし最近では、肛門括約筋温存法という手術により、直腸癌の八～九割は人工肛門を避けることができるようになりました。

大腸癌は比較的進行が遅く、たちのよい癌であり、ポリペクトミーや手術を受ければ予後のよい癌といわれています。その半面、再発をおこしやすい癌でもあります。大腸に一度癌が発症すると、切除した後でも他の大腸の部位に発生する確率が高いのです。したがって、治療を受けたからといって安心せずに、定期的に大腸内視鏡検査でチェックを受けてください。それがポイントです。

以上、治療に関しては基本的に早期癌の治療が主体となる内科医の立場で述べてきましたが、外科治療や抗癌剤治療に関しては、外科医の書かれた本を読んでいただくとよいと思います。

第Ⅷ章　食養腸という考え方

食養腸とは

以前より、漢方の世界では「食養命」、つまり食べて命を養うという考え方がありました。そこから私も考えて、「食養腸」という概念を考案しました。これは、食べて腸を養うということであり、つまり、食べることによって腸を活発に動かすということなのです。では、食養腸には、どのようなものが重要となってくるのでしょうか。

第一に水分、第二に食物繊維（特に水溶性食物繊維）、第三にマグネシウム、第四にオリーブオイルに多く含有されているオレイン酸、第五にオリゴ糖等があげられます。そして、食養腸をサポートするライフスタイルとして、メリエンダ（お散歩）、リセット・ミュージックなどがあげられるのです。そこで、この章では、どのようにして食養腸の考え方を日常生活に取り入れるかを考えていきたいと思います。

地中海型食生活と地中海型食事のピラミッド

ここでは、腸の健康によい地中海型食生活についてご紹介したいと思います。

地中海型食生活という言葉は、地中海地域に暮らす人々のライフスタイルと食習慣を示しています。

一九六〇年代にアメリカ・ミネソタ大学公衆衛生学部のアンセル・キース教授は、「七ヶ国研究」の結果、クレタ島の人々の平均寿命が非常に長く、死亡者に占める心臓疾患の割合がアメリカの一〇%にも満たないということを公表しました。このことがきっかけとなり、当時は貧しい食事とされていた地中海型食事に対する関心が高まり、一九九一年には、ハーバード大学公衆衛生学部長のウィレット教授が、「地中海型食生活は予防医学のモデルケースだ」と述べ、九三年に図12に示すような地中海型食事のピラミッドを発表しました。

［図12］植物由来の食物をたっぷり摂る地中海式食事のピラミッド

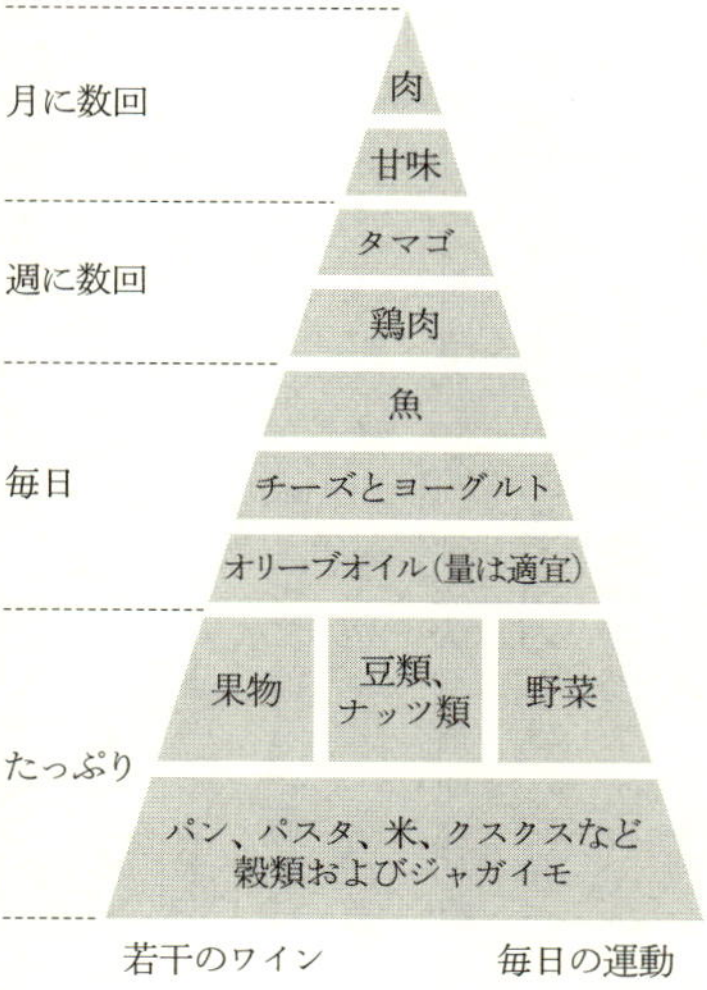

地中海型食生活の特徴

地中海型食生活のピラミッドにおける主食はパスタ、パン、米などです。特にパスタは硬質セモリナを原料とし、やや硬めのアルデンテにゆでると糖質の吸収をおだやかにします。また南イタリアのように肉・魚料理を食べる前にパスタを食べるという習慣は、糖質をしっかり摂るという面でメリットがあります。地中海型食生活の油は、オリーブオイルを用います。

オリーブオイルは、他の植物油にはない脂肪酸の組成をもっています。つまり一価不飽和脂肪酸であるオレイン酸を七〇%以上含み、悪玉のLDLコレステロール値を下げたり、血管に害を及ぼす過酸化脂質の生成を抑制する作用があります。

次にここは日本と似ているところですが、魚は青背の魚を多く食べるということです。背の青い魚には、多価不飽和脂肪酸のエイコサペンタエン酸（EPA）が豊富に含まれています。肉類に関しては飽和脂肪酸の少ない仔牛、仔羊を中心に食べます。緑黄色野菜の種類と量が豊富であり、β-カロチンをはじめ抗酸化物質や食物繊維をここで摂ることができます。

また豆類やキノコ類の料理が多く、これらも食物繊維の宝庫といえます。豆類はまるごと使い、皮に含まれる栄養成分も逃がさず活用します。

さらにアルコールに関しては、適量のワインを飲むのです。特に赤ワインには抗酸化作用をもつポリフェノールが含有されています。最後にデザートですが、甘味にはなるべく砂糖を使わず、果物やハチミツから自然に摂るといわれています。

セニョリータ・アルメデノ・マロへの質問

ではここで、実際スペインに生活するアルメデノ・マロさんに地中海型食生活の実際について語ってもらいましょう。彼女はオリーブオイルに関係する会社に勤めています。

――スペインの人々にとってオリーブ、オリーブオイルは日常的なものですが、何か特別な思い入れはありますか？

「おっしゃるとおりです。オリーブの実（テーブルオリーブ）は前菜に最適で、おいしいうえに食欲を増進します。オリーブオイルについて言えば、体によく、スペインでは簡単に手に入る脂質です。

――オリーブの実、オリーブオイルは食生活の中でどのような位置づけですか？

「両方とも一〇〇％脂質の食品なので、正しい食生活として、一日の食事全体の三〇％を占める脂質の中に含めるとよいでしょう」

――オリーブの実、オリーブオイルがなぜ健康によいのですか？

「はい。オリーブの脂肪酸は良性コレステロールを活性化しますし、非常に栄養価が高いビタミンなどの成分も含んでいます」

――オリーブオイル、魚、野菜を中心とした食事は地中海型食生活（地中海式ダイエット）として世界的に脚光を浴びています。地中海型食生活は健康食と考えられていますが、その点についてはどう思いますか？

「そのとおりだと思います。料理の種類も豊富で、オリーブオイルや魚、野菜のような材料が中心なのでとても健康的です。炭水化物、脂質、たんぱく質がバランスよく配分されており、一日に必要なカロリーを摂取できます。その上、動脈硬化や乳癌、結腸癌などの病気の予防や消化器系、皮膚などの痛みに対する治療にも有効です」

――オリーブオイルはスペインで最も多く生産されており、日本にも多数輸入されていますが、何か特徴があったら教えてください。

「スペインのエクストラバージン・オリーブオイルの最大の特徴は、原料となるオリーブの種類によって味の特徴も異なる点です。また、抽出過程によっても化学的性質が異なる点も特徴です。

良質なエクストラバージン・オリーブオイルは、アーモンドやリンゴのような味のするものもあります。作られたばかりのオリーブオイルは緑が濃く、辛口です。その後、酸化のために色が徐々に黄色に変わっていきます。

普通のオリーブオイル（ピュア・オリーブオイル）の場合、通常スペインでは濃口と薄口の二種類が購入可能です。

エクストラバージン・オリーブオイルのみの抽出過程について言えば、オリーブをすぐに精製した場合と、熟成する時間を置いてから精製したものでは味が異なります。その上、搾油機の種類によっても成分は違ってきます。果実が熟す前の早い時期に収穫されたオリーブの実では、さらに緑が濃く、味も強いものとなります。ちなみに私は、オーガニック・エクストラバージン・オリーブオイルとそうでないものは違うと考えます」

――スペインの一般家庭で、オリーブオイルはどのように使うのでしょうか？　何かおいしい食べ方があったら教えてください。

「オリーブオイルはデザートを含めてすべての料理に使用します。普通はピュア・オリーブオイルをシチューや揚げ物に使います。エクストラバージン・オリーブオイルはサラダに使ったり、魚や野菜、チーズなどの保存用に利用します。

料理用には最低一ℓの大瓶を使います。食卓用には特別そのために用意されている油さしを使います」

――昨日食べた食事を簡単に教えてください。その中でオリーブオイルはどのように、どのくらい使われていますか？

「朝食はオレンジ一つ、全粒クッキー、ドーナッツ一つ、ミルク入りコーヒー。おやつはオリーブ、ピクルス、ノンアルコールビール。昼食は鶏肉のパエージャ、サラダ、バナナ、水。夕食はコンソメスープ、ツナサンドウィッチ、ヨーグルト、チョコレートバー、水」

――では本日の食事は？

「朝食はオレンジ一つ、全粒クッキー、ミルク入りコーヒー。おやつはインスタントチョコレートと牛乳一杯。昼食は野菜のピューレ、煮鮭と米、バナナ。夕食はスープとガンバルソ、ヨーグルト一つ。野菜のピューレ、煮鮭と米、ガンバルソにオリーブオイルが使われています」

――あなたが好きなオリーブオイルの食べ方はどのような方法ですか？　また嫌いな食べ方は？

「エクストラバージン・オリーブオイルをサラダに使うのが好きです。普通のオリーブオイル（ピュア・オリーブオイル）は、オリーブの良さをすべて失っているため、あまり好きではありません」

――オリーブオイルの決め手は何ですか？　味ですか、香りですか？

「味です」

――スペインの家庭料理の中で、もっともポピュラーなものは何ですか？　その料理でオリーブオイル、もしくはオリーブの実は使われていますか？

「地方によって異なりますが、スペイン全土でパエージャとスパニッシュオムレツがいちばんポピュラーです。両方ともオリーブオイルが必要です」

――あなたは魚は好きですか？　週に何回くらい魚を食べますか？　そのときオリーブオイルは使いますか？　使い方も教えてください。

「魚は大好きです。週に二～三回、魚料理を食べます。オリーブオイルは下ごしらえに使います。オーブン料理にするときは、オーブンに入れる前にエクストラバージン・オリーブオイルを振りかけます。トマトとピーマンのソースで煮込むときは、ソースにつける前にトマトをエクストラバージン・オリーブオイルで炒めます。魚をゆでるときは、ゆでる前に水に材料と一緒に少量のオリーブオイルを注ぎます」

――あなたは肉類は好きですか？　週に何回くらい食べますか？　そのときオリーブオイ

ルは使いますか？

「あまり好きではありません。週に一〜二回食べる程度です。肉を調理する前の下ごしらえ、焼くときの油として少量のオリーブオイルを使います」

——ふだん食事のことで健康に気を遣っていることはありますか？　もしあれば、その点について教えてください。

「摂取するカロリーの量や、栄養のバランスに気をつけています。毎日の運動量にあった食生活を心がけています。多種類の食物を摂取し、一日三回食事をとり、食物繊維とビタミンの豊富な食べ物を選び、赤肉やたんぱく質過剰摂取を避けるようにしています。外食を避け、手作り料理を食べるようにしています。出来合いのものは買わないようにしています。油はオリーブオイルだけを使用しますが、もし他の油を使わなければいけない場合（食品がオイル漬けになっている場合など）は、ひまわり油の物を買うようにしています。新鮮で旬の果物を購入します。野菜は冷凍の野菜のほうが好きですが、新鮮な生野菜もビタミン含有量が高いので積極的に摂るようにしています。大量生産するようなお菓子はほとんど食べません」

——あなたにとっての家庭料理の中でもっとも好きなものは何ですか？　それにオリーブ

オイルは使われていますか？

「私の母のスパニッシュオムレツです。オリーブオイルをたくさん使います」

――スペインの都市（マドリッド、バルセロナ）等と田舎では食生活は異なると思いますか？　オリーブオイル、オリーブの実の使い方は異なりますか？

「違いはあります。都市の食生活はスーパーの安売りやレストランのお奨め料理に左右されますが、田舎の食生活はもっとその土地で生産する食品を原料とした料理になるでしょう。オリーブやオリーブオイルの消費について言えば、全国で普及しているのであまり都市と田舎で違いはないと思います」

――スペインのお菓子の中でもオリーブオイル、オリーブの実は使われていますか？　それはどんなものですか？

「オリーブオイルだけですが、主にビスコチョ（カステラのようなスポンジケーキの一種）に使います」

――オリーブオイル、オリーブの実（テーブル・オリーブ）に関して日本へのメッセージがありましたらお願いします。

「エクストラバージン・オリーブオイルが自然のフルーツジュースだということを理解い

ただけたらと思います。優れた栄養学的ファクターの融合です。つまり、エクストラバージンの場合、あまり工場で人の手を加えていない製品だということを理解する必要があります。オリーブの木がたくさんある他の国でもエクストラバージンは生産しますが、スペインもそのうちの一つなのです。日本人も私たちのエクストラバージン・オリーブオイルを試し、そして理解するために門を開かなければいけません。日本という国は一般的にとても教養が高いと私は思いますが、なぜスペインが世界でいちばんオリーブオイルの産出量が高いことを知らないのでしょうか？　コマーシャルに騙されずに、いちばん好きな製品を選び、ラベルのデザインだけで選ばないようにしてください。

オリーブの実（テーブル・オリーブ）について言えば、幼少の頃から食べ慣れていなければ理解するのが難しい食品だということはわかります。私と豆腐の関係と同じです！でも一度慣れると、重い食事の前に胃の準備をしてくれますし、皆で分け合ってつまむので、その場の雰囲気を盛り上げてくれます。種をどうすればよいのか毎回悩むのがまた楽しいのです。いちばん楽しいのは友達とビールを飲みながらオリーブを分け合ってつまむことです。これが理想的です」

以上のように、スペイン女性にオリーブオイルと地中海食生活について話してもらいましたが、自然のものをおいしく食べるということが一番なのです。

ポリフェノールとアスピリン

脂肪を摂りすぎると癌になりやすいということは以前より指摘されていました。特に大腸癌は、以前は日本では罹患する人が少なかったのですが、ここ二〇年来、急激に増加を認め、二〇〇三年には女性の癌死の中で一位となりました。前章で述べたように大腸癌の原因はいまだ不明ですが、大別して環境因子と素質因子の関与といわれています。特に環境因子の関与は大きく、大腸癌の原因の一つとして必ずとりあげられるのが食の欧米化ということです。

大腸癌の発癌に関して前に述べたとおり、誘発時の促進因子は不明ですが、抑制因子としてはアスピリン等の鎮痛剤がよく知られています。アメリカ人は頭痛もちが多いのか何かというとアスピリンを服用することが多く、アスピリンを頻回に服用している人には大腸癌の発生は少ないということがわかってきたのです。また動物実験でも、化学発癌物質を投与して大腸に前癌病変を発生させたラットを用いてアスピリン（NSAIDs）による腫瘍性病変の抑制効果が確認されたのでした。

では、ここでなぜアスピリンが大腸癌発生を抑制する効果があるのか、簡単にふれておきます。アスピリンはプロスタグランジ合成酵素であるシクロオキシゲナーゼ（COX－1とCOX－2）の活性を阻害することにより、解熱、鎮痛、炎症等の薬理作用を示します。このCOX－1、COX－2が大腸癌と関連があることが近年の研究でわかってきました。人間の大腸癌組織を用いた解析により、COX－1の大腸癌での発現量は正常の腸管と変わらないのに対して、COX－2は大腸癌組織での発現量の増加が認められ、癌組織内の癌細胞をはじめ、マクロファージや血管内皮細胞などでも発現していることが明らかとなってきました。また、大腸癌では癌細胞自身がCOX－2を発現し、細胞増殖になんらかの作用を示しているものと考えられています。アスピリンはこのCOX－2の産生を抑制することで大腸癌発生を抑制するとされています。

またこのCOX－1、COX－2ですが、循環器病学の分野では心臓・血管系の動脈硬化発生にも関与しているとされ、血栓予防にアスピリンが頻繁に使われています。以前私が調べたとき、エキストラバージン・オリーブオイルのもつポリフェノールがアスピリンと同じくらい血栓予防等に効果があるようなことが記載されていましたが、詳細に関しては研究段階ということでした。アスピリンが大腸癌予防に有効なのですから、エキストラバージン・オリーブオイルのもつポリフェノールも有効ではないかと推測されるわけですが、残念ながら確認はできませんでした。しかし理論的には可能性が高く、これからの研究に期待がもたれるところなのです。

地中海型食生活と消化管の蠕動運動

繰り返しになりますが、口の中に摂取された食物は、咀嚼され、嚥下されることにより食道を経て胃に移動します。消化管の内容物は消化管壁を構成する平滑筋の規則正しい収縮運動（蠕動運動）により、重力の方向にかかわらず、口側から肛門側に移送されるのです。消化管壁がその部位にある内容物により伸展されると、口側の輪状筋は収縮し肛門側の輪状筋は弛緩します。このため内容物は、消化管の先方（肛門側）に移動するのです。

特に小腸では筋層間神経叢（アウエルバッハ神経叢）は主に蠕動を、粘膜下神経叢（マイスナー神経叢）は主に粘膜細胞の分泌を調節するといわれています。

消化管内の感覚ニューロンが腸内容物の通過を感知すると、これらの伝達物質が運動ニューロン終末から分泌され、口側の輪状筋を収縮させ、肛門側の輪状筋を弛緩させることとなります。この蠕動は自律性が高く、「腸管筋層反射」と呼ばれています。

この筋層間神経叢と粘膜下神経叢は介在ニューロンを介して相互に連絡しているといわれ、筋層間神経叢と粘膜下神経叢、介在ニューロンの三つを合わせて「腸管神経系」と称しているのです。以前の章でも述べましたが、これが第二の脳の正体なのです。

では、朝食を食べないでいるとどういうことがおきるのでしょうか。食物が消化管内に入っていきませんから腸管神経系は作動せず、したがって当然ながら消化管の蠕動はおきません。一方、朝食にオリーブオイルをかけたトマトを食べたとします。以前より経験的にオリーブオイルを比較的多く摂ると排便が促進されることは知られていましたし、実際オリーブオイルを摂った時に腹鳴が強く感じられるように消化管運動を活発にすることは間違いないのです。ただし、オリーブオイルのみでは流動体なので腸管内容物として腸管神経系がオリーブオイルの関与で作動し、セロトニン（腸の運動に関与する神経伝達物質）の分泌が活発になっているかどうかは不明です。しかしトマトとオリーブオイルを一緒に摂取すれば、間違いなく腸管神経系が活発になるのです。この一連の動きにセロトニンが関与しているものと考えられます。

つまりトマトを摂取することで腸管内容物ができ、それによる蠕動と、オリーブオイルが一部吸収されずに腸管内に残在することで、消化管内容物のすべりがよくなるわけです。要は通過のスピードが増加する等のことで、消化管運動がより活発化するのです。

こうしたことを推奨することで、私の所に来院した常習性便秘症の患者さんは、下剤の減量が可能になったり、腹部膨満感（腸の動きが悪かったり停止したためにおこる停滞腸の症状）が軽減・消失したりすることが確認でき、臨床的に有用なことがわかりました。

ですから通常の排便の人や、やや便秘ぎみの人がトマトとオリーブオイルや全粒粉のパンとコーヒーや紅茶で朝食をとれば、よりいっそうの消化管運動が活発となり、排便反射もスムーズで一日快適に過ごせるでしょう。しかも腸管神経系（第二の脳）も活性化し（セロトニンも分泌）、中枢神経系（第一の脳）へハッピーなサインを送ることは間違いないのです。

たとえば朝からステーキやカツ丼などを食べたことがあるなら思い出してみてください。食後に胃がはったり、腹部全体が膨満したりして調子が悪くなるでしょう。これは第二の脳があまり活発に動いていない、つまり第二の脳の満足度が低いといってもよいのではないでしょうか。そうすると第一の脳も不満足感をもってしまい、朝から沈鬱な気分になってしまうのです。これはかないません。

したがってオリーブオイルとトマトや野菜サラダ、パンにオリーブオイルをつけて食べ、コーヒー、紅茶で水分を摂るというパターンは理にかなっているのです。朝にご飯という人は、オリーブオイルでの野菜炒め、サラダを食べるといいと思います。

オリーブオイルと常習性便秘

私のクリニックには「便秘」を訴えて来院される患者さんが非常に多く、たえず下剤を服用しているいわゆる「常習性便秘症」の患者さんは、開院した二〇〇四年の一年間で八六〇人も来院されました。これには驚きました。北は北海道から南は鹿児島まで、便秘の患者さんがいらしたのです。

この常習性便秘症の患者さんの中には、全大腸内視鏡検査で大腸メラノーシス（大腸黒皮症）が認められることが以前から指摘されていました。大腸メラノーシスは特に自覚症状は認められませんが、下剤を使用しないと排便が困難になることがあり、原因としてはアロエ、センナ、大黄等のアントラキノン系下剤の長期連用が指摘されています。

最近の健康食品ブームを反映してか、アロエを常用している患者さんが多く認められ、アロエを三ヶ月程度連用していると大腸メラノーシスが出現してくるようです。さらに大腸メラノーシスでは、アントラキノン系下剤を長期にわたって常用していると、メラニン様色素沈着が大腸粘膜内に溜まらず腸管内の神経叢にも至って、便秘状態をさらに助長する可能性も指摘されています。

そこで私は、下剤の一種であるヒマシ油と同様に腸管刺激作用を有して排便促進作用を認めるオリーブオイルを、下剤を連用している患者さんに摂取していただきました。排便状況についての検討は、第Ⅳ章の腸内リセットの項で触れたように、オリーブオイルを摂取した患者さんの、下剤からの離脱または服用量減量が可能でした。また、特に便の性状が硬かった患者さんでは、普通の便にまで改善することが認められました。このように、オリーブオイルは、おいしく食べて腸の運動を改善させるのに有用なのです。

紀元前よりオリーブオイルは便秘に有効であるといわれてきました。短時間でオリーブオイルを比較的多量に摂取すると、オレイン酸が腸管内に多量に残り、腸管内内容物と混在して便が柔らかくなり、排便の促進につながることは以前の章でも述べました。

私はオリーブオイルを摂取するときには便のもとになる繊維を多く含んだ食物をいっしょに食べるように患者さんに指導しており、このことも排便の改善につながっているのではないかと考えられます。この原理を利用して朝食時にフランスパンやライ麦パンなどにオリーブオイルをつけたり、トマトサラダにオリーブオイルをかけて食べることが腸神経をより活発にさせ、元気にさせることにつながるのです。

地中海型食生活と大腸癌

次にスペイン・マヨルカ島における大腸癌と地中海型食生活の関連についてです。国際オリーブ協会の会議がマヨルカ島でおこなわれ、私も参加しました。マヨルカ島はスペインの地中海沿岸から二〇〇キロの沖合に位置しています。人口はおよそ七五万人で、島で生まれた住民は全体の七三%です。

このマヨルカ島の住民の大腸癌と食生活について、E・ベニオトらは、一九九〇年と九一年、国際癌会誌の中で二つの論文を発表しました。これらは、八四年から八八年までの期間に、マヨルカ島で認めた結腸・直腸癌患者二八六名と正常群二九五名を対象としています。これらの対象者に食物頻度質問表を用いて面接し、その後、食物組成の表および計量チェック表とを用いて各種栄養素及び総カロリーの推定摂取量を算出しています。

その結果は、新鮮肉の消費量が高いと結腸・直腸癌のリスクが高まり、アブラナ科の野菜(カリフラワー、キャベツ、ビートの根、芽キャベツ、ブロッコリー)の摂取が癌の防御に関与している、というものでした。

さらに、一日の食事回数の増加及び卵の摂取量の増加が結腸癌・直腸癌のリスクを高めることも示されました。オイル・グループ（主に植物油のオリーブオイル）は、結腸・直腸癌のリスクとの関係は認めませんでした。

さらに、オレイン酸等の一価不飽和脂肪酸を多量に含有するオリーブオイルの消費量が格段に多いマヨルカ島での大腸癌（結腸・直腸癌）の危険因子としては、各種脂肪酸の中で飽和脂肪酸やコレステロールの摂取が関与している可能性が示唆されました。

次に相対的リスクについてみてみますと、結腸・直腸癌は食事による総カロリー摂取量と関与しており、防御機能は豆類等の繊維及び葉酸摂取量との関連が指摘されています。

このように、オリーブオイルの摂取を主体として生活している地中海のマヨルカ島での結腸・直腸癌のリスク・ファクターは、総カロリー摂取量やコレステロール、飽和脂肪酸であり、少なくともオレイン酸等の一価不飽和脂肪酸はリスク・ファクターに関与していないことが示唆されました。

大腸癌における日本とスペイン・マヨルカ島の比較について述べていきます。日本の結腸・直腸癌についてですが、一九八〇年には年齢調整罹患率推定値は、結腸癌では人口一〇万人あたり男性一六・四人、女性一三・三人、直腸癌では男性一六・二人、女性九・一人、八五年には結腸癌では男性二四・七人、女性一七・四人、直腸癌では男性一七・四人、女性一〇・四人と、スペインの同年代よりも高値で、なおかつ八〇年以降は急増していま す。また、食事内容において、六〇年代には総脂肪摂取量が二四・七gであったのが八〇年には五五・六g、八五年には五八gと、六〇年代に比較して倍以上に増加しているのが特徴です。しかし、スペインのマヨルカ島のデータと比較してみますと、マヨルカ島の男女とも正常群でさえ脂肪摂取量が一日八〇g以上、大腸癌に至っては一日九〇g以上の摂取量となっています。なお、ラットなどの動物実験で判明していることですが、高脂肪食を長期に摂取していると、低脂肪を摂取している群に比較して、腫瘍発生率が高いことが指摘されているのです。

それにもかかわらず、八〇年代で比較すると、脂肪摂取量の多いスペインの大腸癌罹患率が日本よりもかなり低いことは、とても不思議に思えます。これは、脂肪摂取内容の質の差によるものではないかと考えられます。マヨルカ島のデータでは、多価不飽和脂肪酸と飽和脂肪酸の摂取量に比較して、一価不飽和脂肪酸の摂取量が多いことに特徴がありま す。この一価不飽和脂肪酸摂取量が多いのは、明らかにオリーブオイルを多く摂取していることに起因しているのです。

したがって、食生活において肉類や脂肪分の摂取量が増加して、大腸癌の罹患率、死亡率が急速に増加している日本では、肉類摂取量の注意のほか、摂取する脂肪の種類の選択が必要といえるでしょう。つまり、リノール酸を多く含有するサラダ油やゴマ油にかわって、一価不飽和脂肪酸であるオレイン酸を多く含有するオリーブオイルを主に摂取することが望ましいと考えられるのです。

このように、油を多く摂っているにもかかわらず大腸癌の発生が少ない現象を、私は「スパニッシュ・パラドックス」と名づけました。このことから我々が学ぶべきことは、油がすべて大腸に悪いのではなく、その種類に注意すべきだということです。

食物繊維とファイバー・インデックス

一九八〇年代にバーキットという研究者が食物繊維の有用性について述べた後、一時的に食物繊維は脚光をあびました。日本人はもともとは穀物を多く摂取する民族で、一九五〇年代には一日の食物繊維摂取量が二五g前後と非常に多く、大腸癌等の疾患も少ない状況でした。ところが、次第に食物繊維摂取量が減少しはじめ、最近のデータでは一四～一五g前後まで減少してきました。特に二〇〜三〇歳代の女性で二回食（つまり朝食抜き等）の人は、一一gまで減少してきています。こういう状況下では、当然腸内環境が悪化することが予想されます。

このことと大なり小なり因果関係があると思いますが、二〇〇三年の統計では、女性の癌死の一位が大腸癌という結果となりました。また、便秘を認める人も国民生活基礎調査で五〇〇万人といわれ、二〇〜三〇歳代の女性に圧倒的に多いのです。また、六〇歳以降になってくると男性も急増してきます。このように腸内環境が悪化をたどっている現在、もう一度食物繊維の摂取について見直す必要があります。

さらに、私のクリニックの便秘外来に来院する女性に問診で過去の食事内容を聞き出すと、一度か二度はダイエット、特に炭水化物をぬくダイエットをおこなっているのです。また、ダイエット中の人も多くいます。そうすると穀物の摂取はほとんどなくなるので、食物繊維摂取量はますます低下してしまうのです。私が以前に出演したある健康番組で、炭水化物をぬくダイエット中の人の一日の食物繊維摂取量を調べてもらったところ、なんと五〜六g前後でした。

そこで、ダイエットと便秘の両者をうまく改善させる方法はないものかと考え、ファイバー・インデックスという指数を考案しました。これは食材一〇〇g中に含まれるエネルギー量（kcal）を一〇〇g中の食物繊維量で割った値です。食品分析を見れば簡単に導きだせます。しかし、今まで誰も考えたことはなく、私のオリジナルなのです。

では、ファイバー・インデックス（以下FI）の値を知ることは、どのようなことに有用なのでしょうか。次ページの表5を見てください。要はFI値が低いほど、エネルギー量が低く食物繊維量が多いのです。つまりダイエットがしやすく、メタボリック症候群にはよい食材ということになります。

この表を見ると、寒天がダントツでFI値が低いことがわかりますし、同じ食品群の中でもFI値が低いものとそうでないものがわかります。

たとえば同じ穀類でも、精白米より玄米やライ麦パンのほうがFI値が低く、麺類ではうどんよりもそばのほうが圧倒的にFI値が低いのです。その一方で、海藻類やきのこ類のように、どの種類でもおおかたFI値が低いものもあります。

このように、いろいろな食材のカロリーや食物繊維含有量を比較できるのが、FI値のいいところなのです。

主食ならばゆでそばや玄米を、野菜ならばホウレンソウやブロッコリー等をと、各食材群のカテゴリーからFI値が低い食材を選んで摂取するようにすれば、腸内環境をより改善させて、太りづらいということがいえるのです。そして、大腸癌のリスクになる高カロリー、低食物繊維摂取の予防につながるのです。

[表5] おもな食材のFI値

	食品名	エネルギー (kcal/100g)	食物繊維量 (g/100g)	FI値
野菜・イモ類・豆類	ホウレンソウ	25	3.6	6.9
	ブロッコリー	27	3.7	7.3
	ナス	19	2.1	9.0
	ゴボウ	58	6.1	9.5
	レタス	12	1.1	10.9
	キュウリ	14	1.1	12.7
	キャベツ	23	1.8	12.8
	ダイコン	18	1.4	12.9
	ニンジン	39	3.0	13.0
	カボチャ	60	3.6	16.7
	トマト	19	1.0	19.0
	タマネギ	37	1.6	23.1
	大豆(ゆで)	180	7.0	25.7
	レンコン	66	2.3	28.7
	トウモロコシ	99	3.1	31.9
	サツマイモ	131	3.8	34.5
	ジャガイモ	84	1.8	46.7
果物	イチゴ	34	1.4	24.3
	リンゴ	54	1.5	36.0
	グレープフルーツ	38	0.6	63.3
	バナナ	86	1.1	78.2
	メロン	42	0.5	84.0
	ブドウ	59	0.5	118.0
キノコ・海藻類	寒天(戻し)	3	1.5	2.0
	角寒天(粉寒天)	154	74.1	2.1
	キクラゲ(ゆで)	13	5.2	2.5
	モズク	4	1.4	2.9
	ワカメ(戻し)	17	5.8	2.9
	ところてん	2	0.6	3.3
	本シメジ(生)	14	3.3	4.2
	生シイタケ	20	4.7	4.3
	マッシュルーム	16	3.3	4.8
	エノキダケ	22	4.5	4.9
穀物・めん類	ライ麦パン	264	5.6	47.1
	そば(ゆで)	132	2.0	66.0
	パスタ(ゆで)	149	1.5	99.3
	食パン	264	2.3	114.8
	玄米	165	1.4	117.9
	うどん(ゆで)	105	0.8	131.3
	精白米(めし)	168	0.3	560.0

(五訂日本食品標準成分表より作成)

ところで、読者の皆さんは、毎日の食事の中にどのくらい食物繊維が入っているかご存知でしょうか。かくいう私も、まったくわからないのです。よく食材のところに食物繊維を含む量などを書いてあるものも最近よく見かけるようになりましたが、まだまだ少ないのです。厚生労働省の統計では、日本人の一日の食物繊維摂取量は一四〜一五g前後で、必要量は二〇gとなっています。しかしある本で読んだことですが、アメリカ人の目標値が二五gなので、体格の小さい日本人は約八〇％の二〇gでよいであろうとされ、決められたそうなのです。実にアバウトな話です。

話を元に戻しますが、この目標値二〇gをどのように達成したらよいのかという具体的な例は、厚生労働省は何も示してきませんでした。つまり、どのようにして一日二〇gの食物繊維をとるかは、一般的には誰もわからなかったのです。

そこで、私は食物繊維とカロリーの数値を食品分析表で調べることからはじめました。なぜなら、私のクリニックの「便秘外来」を受診する女性の患者さんは、ほとんどといってもよいくらい、炭水化物を減少させるダイエット、もしくは、朝食抜きの二回食を施行していたからなのです。このような便秘の患者に対して考えたのが、便秘にならないダイエット法、つまり、カロリーが少なくて食物繊維が多いものを摂ってもらう方法なのです。

その中で、先ほども述べたＦＩの指標も考えたわけですが、次に考案したのが、一個食べると二ｇの食物繊維が摂取できるように設定した、ファイバー・ボールというものです。これは、食物繊維を多く含むおから（一〇〇ｇ中に九・七ｇの食物繊維含有）と戻し粉寒天（一〇〇ｇ中に一・五ｇの食物繊維を含有）をつなぎにして、鶏肉のひき肉をミックスして団子状にしたものです（具体的な作り方は地球丸から出版されている拙著『食物センイを食べて美肌とスリムを手に入れる本』を参考にしてください）。

つまり、このファイバー・ボールを夕食時のスープの具として四個食べると、一食分で八ｇ、プラス他の野菜の食物繊維を摂ることで、具体的に八ｇ＋αｇ以上の食物繊維を摂取できることが明確なのです。

さらに、スープや他の副食に使う野菜の具体的な食物繊維量を知るために、計量カップ二〇〇mlの中に、みじん切りしたタマネギ、キャベツ、ニンジン等の多数の食材を各々入れて、二〇〇ml中のおおよその量を重さで測定し、その重さから食物分析表を用いて、各々の野菜に含まれる食物繊維量を測定しました。こうすることによって、ワンカップ二〇〇mlの容器の中に、みじん切りした野菜を入れると、おおよその含有される食物繊維量値がわかるようにしたのです。

たとえば、ワンカップ二〇〇ml中のタマネギみじん切りは一〇五gとなり、そこからカロリーや食物繊維量を調べるのです。

これは本当に便利です。つまり、今までまったくわからなかったのが、どの家庭にもある二〇〇mlの容器さえあれば、具体的に食物繊維量がわかるのです。

たとえば、私がすすめている食物繊維を簡単に摂取するスープだと以下のようになります。二〇〇mlの容器でワンカップずつ、タマネギ、ニンジン、キャベツのみじん切りを入れてコンソメ味の野菜スープを作るとします。タマネギをみじん切りにして二〇〇mlのカップに満たすと一〇五gの量になります。食品分析表を用いて計算すると、エネルギー量は三九kcal、食物繊維量は一・七gと明確にわかるのです。同様に、ニンジンみじん切りワンカップあたりの食物繊維量は三・一g、キャベツは一・二gという数値がわかります。つまり、全体で六gの食物繊維を含有するスープができるのです。こうすると、これまでおよその量さえもわからなかった家庭での料理に含まれる食物繊維含有量が明確にわかるのです。

以上のようにファイバー・インデックス、ファイバー・ボール、ワンカップの食物繊維量等を知ることで、おおよその食物繊維摂取量が計測でき、より効率よく、おいしく、腸によい食事ができるというシステムなのです。

これは私のオリジナルであり、学会論文に匹敵するくらい、あるいはそれ以上の価値があることと自負しています。

本章の最初でも述べたように、食養腸、つまり食べて腸を養うという考えにもとづくと、食物繊維は大きな役割を果たしており、腸の健康と切ってもきれない関係があることがわかります。

ただ最近、これは疫学的研究ですが、大腸癌の予防に食物繊維の摂取は因果関係がないという報告が時になされています。これは、その論文をよく読むと、一日の食物繊維摂取量がもっとも少ない群と、もっとも多い群の中で、大腸癌の発症率を比較する研究なのです。そこから、食物繊維摂取の少ない群と多い群とで大腸癌の発生率に差がなかったというデータが公表されました。しかし、逆のとらえ方をしますと、食物繊維摂取が多い群というのは、実はもっと多くの量をとれば、大腸癌発症が予防になる可能性があることまでは言及していないのです。

これまでも述べてきたように、大腸癌が発生しやすいのは、肛門から約四〇㎝の老廃物（便）がたまりやすい場所です。ということは、老廃物をためこまないほうがよいということになります。より多くの食物繊維を摂取することは、排便量を増加させ、ひいては大腸癌の予防につながると示唆されます。

現時点で大腸癌の原因は不明なので、少しでも老廃物は体にためこまないほうがよいのです。これは間違っていないと思うのです。

ケロッグ兄弟とシリアル

次に、食物繊維を摂取するために、朝ご飯やおやつとして活用されてきたシリアルについて述べてみたいと思います。

シリアルというとすぐにコーンフレークを思い浮かべるというくらい、日本人にもなじみ深い食材となってきました。最近のシリアルには、食物繊維含有量を意識して増加させた玄米によるシリアルなどもでてきています。実際これらをうまく食生活に取り入れると、お腹の調子はよくなるものです。

では、このシリアルはいつごろから作られるようになったのでしょうか。コーンフレークなどを開発した人を調べてみると、ケロッグ博士がまず第一にあがってきますので、彼の仕事について触れてみたいと思います。

ベジタリアンであった医師ジョン・ハーヴェイ・ケロッグ博士の弟ウィル・キース・ケロッグは、助手兼秘書として兄の片腕となって働いていました。一〇〇年以上も前の、彼らが居住していたミシガン州バトルクリークは人口が少なく、さしたる産業もない静かな小さい町でした。

ただ、キリスト教プロテスタントの一派であるセブンスデー・アドベンチストの本部があり、この派独特の宗教的戒律と健康法の実践の場である保養施設「サン」を経営していました。この施設の所長を務めていたのが、ケロッグ博士だったのです。サンは医療・宿泊設備、湯治場、栄養カウンセリング・センター等の諸機能を兼ね備えており、また、ある種のリゾート的な健康保養所として知られていました。そのため、患者はアメリカ全体から暇のある金持ちや有名人が集まっていました。

そこでは、菜食療法（ベジタリアン）を中心に、禁煙、禁アルコール、禁コーヒー等の禁欲的健康生活がおこなわれ、リラクゼーションと健康には申し分のない環境が作られていました。しかし、患者さんの多くは空腹に悩まされているという現実もありました。そこでケロッグ博士はこれを対処するため、医療の合間をぬって、弟ウィルと一緒に食物繊維の豊富な穀類と豆、ナッツなどを使った健康食品の開発を始めたのです。

あるとき、サンの研究所においてあった小麦が水分を含んでしまうという事態が起こりました。ケロッグ兄弟が試しにこの小麦をローラーにかけたところ、ごく薄いフレークができました。これをオーブンでパリッと焼き上げたものが、現在のシリアルの原型であるグラノーズです（この発見の仕方は、ところてんから寒天を発明したのと何となく似ていますよね）。

ケロッグ博士は一八九五年にこの発明品を公表し、保養所の患者たちに大好評を得ました。一八九八年には小麦にかえてトウモロコシを原料としたコーンフレークスを開発し、これはグラノーズ以上のヒットとなりました。

以上のように、偶然が作用して作られたシリアルは、一〇〇年以上にもわたって食べ続けられ、食物繊維含有量の多さから腸内環境を整えるのに適しているということが長年の積み重ねでわかってきたのです。

ビフィズス菌のご飯になるオリゴ糖

オリゴ糖というものが食品として日常生活に入ってきたのは、そんなに古くからではありません。

私がオリゴ糖を薬剤として知ったのが、医学部を卒業して研修医になった一年目のときでした。それはラクチュロースという薬剤で、肝硬変の末期におこる肝性脳症を予防する薬としてでした。その作用機序は、肝性脳症の原因となる腸内のアンモニアを体外に（つまり便とともに）排出することで、脳症の発症を予防するというものでした。いま考えてみれば、排便促進剤であるわけです。実際、ヨーロッパでは下剤として使われているようです。

そのラクチュロースがオリゴ糖の一種であると知ったのは、かなり後のことでした。

では、オリゴ糖とはいったいどういうものなのでしょうか。それは、単糖が二〜二〇個結合したものをいいます。蔗糖や麦芽糖のように、吸収されやすくエネルギー源になるものもありますが、人間の消化酵素で消化されないものもあるのです。したがってこれらは分解されることなく大腸まで達し、腸内細菌、なかでも善玉菌であるビフィズス菌の栄養となり、増殖させる作用があるため、腸の調子を整えるのにひじょうに有効なのです。

果物や豆乳などにオリゴ糖が含まれていますので、これらを摂取すればよいのですが、腸の調子があまりよくない人は、甘味料として市販されているオリゴ糖を利用するとよいと思います。たとえばプレーン・ヨーグルトの中にオリゴ糖を入れて摂取すると、おいしくて、腸により有効に働きかけをしてくれます。

オリゴ糖には、蔗糖に一〜三個の果糖が結合したフラクトオリゴ糖、ハチミツや味噌、しょうゆなどに含まれるイソマルトオリゴ糖、大豆に含まれるダイズオリゴ糖、乳糖をアルカリで処理して作るガラクトオリゴ糖等があります。いずれも、ビフィズス菌の増殖を促す作用があります。

水の摂取のしかた

食養腸の考え方でもっとも難しいのは水かもしれません。というのは、水は仮に一日一〇〇〇ccも飲んだとしても、そのうち一〇〇ccも大腸にいかないのです。このことをもう少しくわしく解説してみます。つまり、水の体へのインとアウトを見ていくことにします。

まず、飲食・飲水で一日摂取する水分量は二ℓくらいでしょうか。さらに口の中の唾液が一・五ℓ、胃液として二ℓ、胆汁として〇・五ℓ、膵液一・五ℓ、腸液（腸から分泌される）として一・五ℓ、以上合計一日九ℓとなります。一方吸収される量についてみますと、小腸での再吸収七・七ℓ、大腸での再吸収一・二ℓといわれ、これで合計八・九ℓとなります。このバランスからすると、便の中に含まれる水は〇・一ℓ／日ということになります。

これが夏季になると発汗が強くなるので、便にいく水分量はさらに減少し、便秘の人にとっては硬便をまねく原因などになります。

最近では、水で太るという「水太り」（水はカロリーゼロなので、それで太るということは現実にはありません）を恐れる若い女性も多く、こういう人たちは極力水分を摂取することを避けるのです。こうなると便にいく水分量がさらに減少することにもなろうというものです。

以上のことから考えると、大腸内の環境はちょっとした水分摂取のバランスで良くなったり悪くなったりする可能性が大きいのです。

そこで私は、便秘などの腸内環境が悪化しやすい人へむけて、防風通聖散という漢方の組成から考案した、ペパーミントやジンジャー等の四種の素材から自分で作る飲料水を提案しました。ペパーミントのお茶に、ジンジャーのおろしたもの少々、オリゴ糖、レモン果汁を少々加えたものです。冷やして飲むと胃腸がすっきりし、二〇〇五年八月に出版した本（『毒出しジュースダイエット』マキノ出版）はヒットしました。なぜこのようなものを考案したかというと、下剤を連用している比較的重い便秘の人の自覚症状を少しでも改善しようと思ったからです。この飲料水を飲むと、ペパーミントとジンジャーのさわやかさにオリゴ糖の腸への効果が加わって、胃腸がすっきりするのです。それと何よりも口当たりがよいので一日一〇〇〇cc前後摂取しても、ひとつも苦になりません。毎日、オリゴ糖を定量的に摂取することは、腸内環境改善へむけて良いことといえます。

ヨーロッパの日常生活の本などを見てみますと、最近では、パリでペパーミント水が流行しているようですし、ファッションデザイナーのカール・ラガーフェルドが彼の本の中で、自分が飲料水としてペパーミントを中心として、少量の甘味料を加えた水を摂取している、などと述べているのをを読みますと、ペパーミント水を日常的に摂るのは当たり前のようです。

さらに、腸内環境をよくするものとして、マグネシウムについて先に述べました。このマグネシウムを積極的に摂るためには、どうすべきなのでしょうか。それは、硬水タイプのミネラル・ウォーターを摂るべきなのです。また食塩では、ちょっと赤味がかった岩塩を摂るべきなのです。こうすれば、少しでもマグネシウムを多く摂ることができます。ただし注意が必要なのは、摂りすぎると血圧が上昇する危険性があることです。

以上、水やマグネシウムについて、食養腸の考え方に必要なことについてお話しました。

腸をリセットするリセット・ミュージック

私は音楽、特にポップ・ミュージックが大好きです。その魅力にとりつかれて、早くも四〇年が過ぎました。

最初に好きになったアーティストが加山雄三&ランチャーズ、そしてその後はビートルズやクリフ・リチャードなど、ポップスを中心に聴く生活が毎日でした。医学部を卒業し、医者になってからも音楽を聴くことはとだえませんでした。

そんな状況下で何となく気づいてきたのが、ポップ・ミュージックでも気分を変え、体調を整えることができる、ということでした。

その後、音楽療法や音楽心理学のことを知り、二〇〇二年には、元ザ・フォーク・クルセダーズのメンバーで、精神科医・作詞家でもある現在九州大学教授・北山修先生のご監修のもとで、音楽之友社より『Pop Healing Music～ポップスでリラクゼーション』という本を発刊することができました。この本は、ポップ・ミュージックを一日の時間帯の適した部分にあてはめて聴くか、また四季にわけて聴くことで、心も体もリラックスさせることができる曲やアルバムを紹介するという内容でした。

翌二〇〇三年には、女性のウィスパー・ヴォイス（ささやき声）がなぜよいのか、あるいは心理学的にどう影響を及ぼすか、などということを論じた『ウィスパー・ボイスの魅惑』という本を平凡社より刊行しました。

ここでやめておけばよかったのですが（本当はやりたかった）、男女の声の質や、歌うスタイルによって分類（たとえば、静かな声＝クワイエット・ヴォイス、子供むけの声＝テンダー・ヴォイス）して、七〇〇枚のヴォーカル・アルバムを解説した『ポップ・ヴォーカル』という本をシンコーミュージック・エンタテイメントより刊行しました。またさらにビートルズの名曲とリラックス腸に関する『ビートルズでおなかスッキリ』（法研）という本も刊行しました。

このように、私の音楽好きはまだまだ続きそうな勢いなのです。

色々なタイプの音楽に関する本を書いているうちに、心と体の両方に作用する音楽が存在することに気づいたのです。

音楽は短時間で心身をリラックスさせるということは誰もが知っていますよね。また、私はある調査で、メトロノームを使って一分間に一二〇のテンポのリズムを聴かせると心拍数は上昇して交感神経が優位になり、一分間に三〇のテンポのリズムを聴かせると心拍数は低下して副交感神経優位になることを提示しました。個人的テンポ（パーソナル・テンポや心的テンポともよばれ、人間の自発的な運動にともなう基本的な時間単位）が約一〇〇／分といわれており、スロー・テンポのリズムを聴くと明らかに副交感神経が優位となり、何となく眠くなり、呼吸もゆっくりとなり、首の周囲の緊張感がとれて、首を前後に傾けるような状況を確認したのです。つまり、好きな曲を聴くとリラックスできるということは以前より言われていましたが、メトロノームでテンポ数を下げたリズムを聴かせるだけでもリラックスは得られるということがわかったのです。

さらに、ここから考えて、一オクターブ以上の幅をもつ開放的で親しみやすいメロディで、歌詞が入っていない曲（日本語の歌詞が入っていると、歌詞を聴き取ろうとすることで緊張してしまう）、アコースティック・タイプの演奏（打ち込みやリズム・マシーンを使っていると、これまた緊張することがある、たとえばアコースティック・ギターの演奏は、呼吸や心拍数等に同調して演奏しているので、微妙なゆらぎが存在すると考えられる）などの曲がリラックスのために良いと考えました。そして、このような音楽をリセット・ミュージックと命名したのです。

では、腸の運動とリラックスにはどのような関係があるのでしょうか。

たとえば、デパートなど多くの人が集まる場所のトイレでは、無音だと周囲の音が気になったり、「早く出なければ」と緊張してしまったりして、かえって排便がうまくいかなくなることもあります。しかし、意外に思うかもしれませんが、BGMの流れるトイレに行くとすんなり出ることがあったりするものです。

このような場合にうまくBGMとして作用するのは、ゆったりとしたテンポの曲なのです。緊張で腸が動かないストレス腸は、自律神経のうち交感神経の緊張が強くなって起こるのですが、ゆったりとした曲では副交感神経が優位になって、心拍数が低下するとともに、腸管が活発に動くようになると考えられるのです。

私が複数の被験者におこなった実験でも、激しい音楽を聴かせた場合、多くの人で呼吸数が増加し、心拍数があがり、ゆったりとした曲では心拍数が下がったのです。

以上のことにより、心拍数の下がる、ゆったりとした音楽を自宅やトイレで流せば、心拍数が下がり、副交感神経が優位になって、リラックス腸となり、スムーズに排便が可能になるというわけなのです。あなたもぜひ、リセット・ミュージックで試してみてください。

実際にある健康雑誌の企画で、リラックス腸を作るための音楽CDをプロデュースしたところ、なかなか好評で、便秘だけでなく、不眠などにも有効であるという声を認めたのでした。

このようなリセット・ミュージックは、あくまで腸をリラックスさせるための補助的な方法として、うまく利用していただければと思います。

次に音楽を選ぶときのポイントを簡単にまとめておきます。

①ゆったりとしたテンポの曲を選ぶ。

人間の呼吸は耳から入ってくる音楽のリズムに同調します。激しい音楽を聴くと呼吸数が増えて心拍数が上がり、ゆったりとした曲では心拍数が下がるのです。心拍数が下がれば副交感神経が優位になり腸管が活発に働くようになります。

②聴き慣れた曲を選ぶ。

聴き慣れた音楽のほうが親しみやすく、安心感があり、リラックスしやすいのです。飽きずに繰り返し聴くことができるのが特徴です。

③歌詞はないほうがいい。

歌詞があると、何を歌っているのかを聴き取ろうとしたりして、神経が集中してしまうのです。その結果、脳の働きが活発になり、交感神経優位になりやすいことがわかっています。脳を休ませ、リラックスさせるためには歌詞のない曲がいいのです。

私が監修した数枚のCDを、リセット・ミュージックとしておすすめしておきたいと思います。まず『リセット・ミュージック〜朝、音楽を聴きながら体と心をリセット！』（ユニバーサル・ミュージック）のシリーズが昼編、夜編を合わせて三枚出ています。また、五枚組CDボックスでビートルズの作品をストリングスやア・カペラで演奏した曲を一〇〇曲集めた『HEALTH!』（東芝EMIファミリークラブ）もあります。

さらに最近、胃腸が空のときに腸の運動に関与するモチリンというホルモンと自律神経の関係もわかってきました。ストレスなどで自律神経がうまく機能していないとモチリンの分泌が悪くなる可能性があるそうです。したがって音楽（リセット・ミュージック）を聴いてリラックスモードに入って眠ることはモチリンの分泌を促し、腸管をスムーズに運動させることにつながるでしょう。

理想の腸に近づけるために

ではいちばん最後に、腸の運動を適切に保つ一日のすごし方について考えてみたいと思います。

まずは朝、起きてすぐは胃腸がまったく動いていないといってもよい状態ですから、冷たい水をコップ一杯飲むことから始めます。こうすることで、胃腸に刺激がおよび、第二の脳のスイッチが入ることになるのです。

そして朝食には、パンであればライ麦パン（パンの中で食物繊維含有量がもっとも多い）にエキストラバージン・オリーブオイルをつけて食べましょう。オリーブオイルにはオレイン酸が多量に含有されているので、腸を刺激して運動を活発にします。飲み物は、コーヒーや紅茶でかまいません。ゆとりがあれば、プレーン・ヨーグルトの中にバナナの輪切りやオリゴ糖を入れた物を食べてください。オリゴ糖はビフィズス菌のエサになり、これまた腸の運動を活発にします。ご飯中心の和食であれば、お米一合に対して粉寒天一gを入れてご飯を炊いてください。こうすることで、味も変わらずに食物繊維量を増やすことができるのです。もし納豆が嫌いでなければ、納豆をよくかき混ぜた後にティースプーン二杯のオリーブオイルを混ぜて食べると本当においしいです。

昼ごはんは、中高年でおなかが出ているのを気にしているのであれば、食物繊維が多く、エネルギー量の少ないものを選んでください。私のおすすめは、オリーブオイル、ニンニク、トウガラシのみのスパゲッティであるペペロンチーニ。パスタは食物繊維を多く含みますし、オリーブオイルもオレイン酸で腸を刺激し、さらにマグネシウムを多く含む岩塩で味付けすれば腸にとてもよいのです。和食なら、ざるそばがよいでしょう。ソバも食物繊維量が多く、岩塩で作ったそばつゆと薬味を加えれば、これも腸を動かすメニューになります。

そして、仕事後あるいは休日の午後には三〇分以上歩くこと。これもまた、どうして腸を動かすことにつながるかは明確ではないのですが、歩くことで腸の運動は活発になります。

そして、夕食。これもまた腸を動かすという意味では、野菜たっぷりのスープや味噌汁がおすすめです。簡単にできてあきないのが、タマネギ、ニンジン、キャベツを入れたコンソメ・スープです。これにちょっとベーコンを入れて煮込むとおいしくなります。ちょっとあきたら、これにトマトを入れてトマト・スープにするか、あるいはコンソメをやめて、ジャガイモ、ベーコン、味噌で豚汁をつくる。これもまたおいしいものです。このうに食物繊維をリッチにしておくことが有用なのです。そして、魚を食べる時には、オリーブオイルを塗って、オーブン焼きにすると魚の油（EPA等）が抜けないで、おいしく、しかも腸に有効な食事と作用するのです。

夕食は、寝る前の三時間前までに終わらせることがポイントです。というのは、胃腸が空に近づくには約三時間以上かかり、空になると前述したモチリンというホルモンが分泌されてきて、夜間の腸の運動を一定におこなうからです。このモチリンは、自律神経によって左右されやすく、ストレスなどでは、分泌に変動があるようです。したがって夜眠りにつく前には、できるだけリラックス・モードにいることが重要となってきます。そこで私が提案した副交感神経を優位にしてリラックス・モードにするリセット・ミュージックを聴いて寝ていただけると、モチリンの分泌もよくなるのではないかと思います。

以上、一日の生活を「腸」を中心に考えてみました。ちょっとテレビ的な内容かもしれませんが、誰もが簡単にできる快適「腸生活」なのです。もしよければ、読者の皆さんも試してみてください。

大腸の健康セルフチェック

1．排便回数

①一日五回以上
②一日三回（毎食時ごと）
③一日一〜三回
④二日に一度
⑤二〜三日に一度
⑥一週間に一〜二回
⑦一週間に一回あるかないか

2．便の性状（ブリストル便形状尺度）

①分離した硬い木の実のような便（排便困難を伴う）（兎糞状）
②硬便が集合したソーセージ状の便（塊便）
③表面にひび割れがあるソーセージ状の便
④平滑で柔らかいソーセージ状あるいは蛇状の便（普通便）
⑤柔らかく割面に鋭い小塊状の便（排便が容易）（軟便）

⑥ふわふわした不定形の便（泥状便）
⑦固形物を含まない水のような便（水様便）

3．便の色調

①黄色
②黄褐色
③赤色
④黒色

4．停滞腸

（排便はある程度あるものの、腹部膨満感、残便感など、腸の運動が低下している状態を停滞腸と命名しました）

①基本的に小食である
②野菜はあまり好きではない
③果実はあまり食べない
④あまり水分をとらない
⑤食後に下腹部がぽっこり出る
⑥最近、ダイエットをした（または現在している）
⑦あまり運動はしない
⑧最近ストレスを感じることが多い

⑨最近便秘気味である

解説

1. ②〜⑤：正常
①：下痢傾向
⑥⑦：便秘傾向

2. ③〜⑤：正常
①②：便秘傾向
⑥⑦：下痢傾向

3. ①②：正常
③：肛門、大腸特に直腸〜S状結腸からの出血を疑う
④：上部消化管（食道・胃・十二指腸）などからの出血を疑う

4. 0〜2個：ほとんど問題なし
3〜4個：軽症。食物繊維等の摂取を心がけるとよい
5〜8個：中等症。ちょっとゆだんするとお腹の調子が悪くなる
8個以上：重症。食物繊維摂取等に加え生活習慣も改善しなければならない

【著者】

松生恒夫（まついけ つねお）

1955年東京生まれ。東京慈恵会医科大学卒業。松島病院大腸肛門病センター診療部長などを経て、現在松生クリニック院長。医学博士。大腸内視鏡検査、炎症性腸疾患の診断と治療、地中海式食生活の指導、消化器疾患の漢方療法、音楽療法などに取り組む。著書に『大腸がん 内視鏡検査がよくわかる本』（リヨン社）、『「腸内リセット」で便秘は必ず治る』（マキノ出版）、『ウィスパー・ボイスの魅惑』（平凡社）などがある。

平 凡 社 新 書 ３７０

大腸の健康法

病気にならない「リラックス腸」をつくる

発行日――2007年4月10日　初版第1刷

著者――松生恒夫

発行者――下中直人

発行所――株式会社平凡社
東京都文京区白山2-29-4　〒112-0001
電話　東京(03)3818-0743［編集］
東京(03)3818-0874［営業］
振替　00180-0-29639

印刷・製本―株式会社東京印書館

装幀――菊地信義

ISBN978-4-582-85370-4
NDC分類番号493.46　新書判(17.2cm)　総ページ192
平凡社ホームページ http://www.heibonsha.co.jp/

242 **私だけの庭を作る** 工夫を楽しむ庭仕事入門
荒井章
狭くても、やりたいことができる庭を作ろう。遊び心を刺激する発想転換の書。

244 **反時代的毒虫**
車谷長吉
異形の作家が、私小説の真髄を語り尽くす。反時代的毒虫と七人の「魂の対話」。

245 **マンションにいつまで住めるのか**
藤木良明
多方面から問題に光をあて、マンションにおける集住と都市居住を考える。

251 **被差別部落のわが半生**
山下力
かつて糾弾屋と呼ばれた著者が新たな部落解放運動に取り組み、次世代に伝える。

260 **インフルエンザの世紀** 「スペインかぜ」から「鳥インフルエンザ」まで
加地正郎
インフルエンザ大流行は再来するか？〝カゼ博士〟が警鐘を鳴らす！

261 **日本人のルーツ　探索マップ**
道方しのぶ
私たちはどこから来たのか。東アジア全域にルーツの地を求める人類史の旅。

262 **ベジタリアンの医学**
蒲原聖可
予防医学の観点から正しいベジタリアン食を解説。週末から始めてみませんか？

263 **東大教授の通信簿** 「授業評価」で見えてきた東京大学
石浦章一
東大の授業と教授、学生の実態とは⁉　「学生による授業評価」の顛末。

265 おまるから始まる道具学 モノが語るヒトの歴史 村瀬春樹
道具を見つめると、生活の歴史が浮かんでくる。おまる、湯たんぽ等、図版満載。

267 しのびよるネオ階級社会 〝イギリス化〟する日本の格差 林信吾
日本は英国型の階級社会へ向かっている！ 在英生活報告も含め警鐘を鳴らす。

271 自己愛型社会 ナルシスの時代の終焉 岡田尊司
〈自己愛のダイナミクス〉から社会と歴史を捉え直し、進むべき道を指し示す。

276 自信力が学生を変える 大学生意識調査からの提言 河地和子
自信力を育てるために、授業や就職活動で、学生、教員、保護者は何をすべきか。

278 老いない体をつくる 人生後半を楽しむための簡単エクササイズ 湯浅景元
いつまでも自由に思い通りに動く体で、充実した人生のセカンド・ステージを。

279 昭和なつかし博物学 「そういえばあったね！」を探検する 周達生
美容、食、縁日などでみられた、ちょっと懐かしい昭和の生活文化を再発見。

284 スローサイクリング 自転車散歩と小さな旅のすすめ 白鳥和也
ゆとりが愉しい、スローなサイクリングのソフトからハードまでを指南する。

293 フリーターの法律相談室 本人・家族・雇用者のために 井上幸夫 笹山尚人
弁護士が答える〈泣き寝入りしないための全97問〉。フリーターと家族必読！

316 **田舎で暮らす！** 田中淳夫
成功の秘訣はこれだ！ 失敗例も含め事例を紹介し、移住のための方法を教える。

317 **中高年からはじめる男の料理術** 川本敏郎
レシピを見てもチンプンカンプンな貴方におくる〝家事としての〟料理入門書。

319 **死体とご遺体** 夫婦湯灌師と4000体の出会い 熊田紺也
死体を抱き、洗い続けた十年間。そこからみえてくる現代の死生の姿とは？

323 **赤ちゃんは世界をどう見ているのか** 山口真美
世界でもユニークな「赤ちゃん実験」から解き明かされる「見ること」の謎。

326 **BRICs 新興する大国と日本** 門倉貴史
BRICs（ブラジル、ロシア、インド、中国）の実力と展望を徹底解説。

330 **住宅ローンが危ない** 山下和之
超低金利も終焉間近。ローン破綻に陥らないためのポイントを詳細解説。

333 **女は見た目が10割** 誰のために化粧をするのか 鈴木由加里
男が首をかしげ、女も戸惑う、化粧と「キレイ」の真実がここにある！

338 **東大脳の作り方** 安川佳美
難関校突破の鍵を握るのは子どもの資質か、親の力か。現役東大生による教育論。